AF456104

PUBLICATIONS DU *PROGRÈS MÉDICAL*

ESSAI

SUR

L'APHASIE CONSÉCUTIVE

AUX MALADIES DU CŒUR

PAR

Jean-Baptiste-Fulbert BOÉ

DOCTEUR EN MÉDECINE

PARIS

AUX BUREAUX DU
PROGRÈS MÉDICAL
6, rue des Écoles, 6.

A. DELAHAYE & E. LECROSNIER
ÉDITEURS
Place de l'École-de-Médecine

1880

ESSAI

SUR

L'APHASIE CONSÉCUTIVE

AUX MALADIES DU CŒUR

PUBLICATIONS DU *PROGRÈS MÉDICAL*

ESSAI

SUR

L'APHASIE CONSÉCUTIVE

AUX MALADIES DU CŒUR

PAR

Jean-Baptiste-Fulbert BOÉ

DOCTEUR EN MÉDECINE

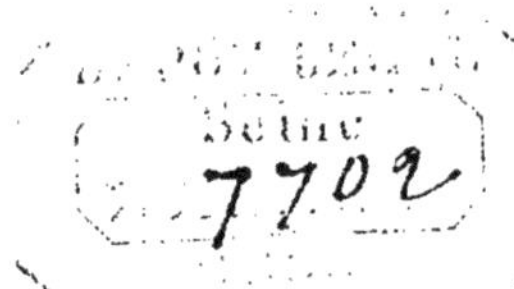

PARIS

AUX BUREAUX DU
PROGRÈS MÉDICAL
6, rue des Écoles, 6.

A. DELAHAYE & E. LECROSNIER
ÉDITEURS
Place de l'École-de-Médecine

1880

ESSAI

SUR

L'APHASIE CONSÉCUTIVE

AUX MALADIES DU CŒUR

Parmi les faits cliniques qui, dans ces dernières années, ont sollicité le plus vivement l'attention de l'observateur, ceux qui se rapportent à l'aphasie méritent assurément une place importante. Cette question a fait l'objet de travaux nombreux, mais on s'est attaché davantage à faire l'étude du symptôme que celle des causes qui l'amènent.

Parmi ces dernières les maladies du cœur doivent être particulièrement notées, et elles impriment certainement à la marche de l'affection un caractère qui leur est propre : nous ne croyons pas qu'aucun travail ait été fait sur cette question spéciale. Notre excellent maître, M. Damaschino, nous a engagé à faire des recherches dans cette voie; nous avons consulté les bulletins de la Société anatomique, les Archives de médecine et les journaux ; nous avons trouvé plusieurs faits remarquables consignés dans les ouvrages anglais et allemands, et il nous a été donné, dans un espace de temps relativement court, d'observer plusieurs malades aphasiques chez qui la perte de la parole dépendait incontestablement d'une affection du cœur.

Nous avons groupé ces documents divers, et nous avons essayé par la simple étude des faits observés d'arriver à quelques conclusions intéressantes.

Certes nous ne dissimulons ni les difficultés de notre tâche ni les imperfections de ce travail, mais s'il pouvait servir à attirer l'attention des hommes de science sur un sujet si intéressant, nous serions largement récompensé de nos efforts, car nous aurions ainsi un titre à faire valoir à l'indulgence de nos juges et à la bienveillance du lecteur.

CONSIDÉRATIONS GÉNÉRALES

Bien que nous n'ayons pas l'intention de faire ici l'histoire complète de l'aphasie, nous devons cependant en rappeler rapidement les traits principaux.

Tout ce qui se passe en nous, sentiments, émotions, besoins, idées, nous le percevons, suivant l'expression des philosophes, par le sens intime, par la conscience, par le langage intérieur; voulons-nous communiquer à nos semblables nos pensées et nos sentiments, nous donnons aux faits intellectuels une forme qui les rend capables d'être perçus par les sens extérieurs, le toucher, la vue, l'ouïe; nous avons recours au geste, à l'écriture, à la parole; nous avons recours au langage extérieur; l'aphasie est cet état dans lequel la 1re de ces facultés est conservée et la 2e est perdue.

Cliniquement, l'aphasie se montre souvent avec des troubles intellectuels, moteurs, sensoriels; il faut écarter avec soin tous ces phénomènes concomitants pour nous faire une idée vraie de l'aphasie; souvent même les observations cliniques se chargent d'éclaircir nos idées à cet égard; les troubles intellectuels disparaissent, les phénomènes paralytiques s'amendent à leur tour et l'aphasie apparaît, isolée ou à peu près, jouant dans la manifestation de l'affection cérébrale le rôle prépondérant.

Ainsi chez l'aphasique :

1° L'intelligence qui conçoit l'idée est nette (le malade qui ne parle pas, parce que l'intelligence est abolie, est affecté de mutisme et non d'aphasie).

2° La forme que revêt l'idée pour être transmise au dehors, ce qui sert de trait d'union aux sources de la pensée, de la mémoire et de la volonté et à l'appareil d'innervation préposé à l'exécution des signes, à l'articulation des mots, cette forme n'existe plus, ce pouvoir coordinateur fait défaut.

3° L'appareil formateur pour exprimer les mots est intact (lorsqu'un malade ne peut parler, parce qu'il y a paralysie de la langue, ce qu'on reconnaîtra toujours facilement, il y a alalie mécanique et non aphasie).

Cette remarquable faculté, qui consiste à donner à nos idées une forme qui permet de les faire tomber sous les sens extérieurs, a son siège parfaitement reconnu aujourd'hui dans l'encéphale; à peu d'exceptions près, chez tous les aphasiques dont on a pu faire l'autopsie, il y avait lésion de la 3e circonvolution frontale gauche. Cette belle découverte fut faite par M. le professeur Broca en 1861. Avant lui, Bouilland avait déjà placé la faculté du langage dans les lobes cérébraux antérieurs. Dax, précisant davantage, l'avait placée dans l'hémisphère gauche; à M. Broca revenait l'honneur d'être plus rigoureux encore dans ses démonstrations.

L'aphasie peut se produire sous l'influence de causes diverses.

Voici la classification de M. Legroux (1).

1re classe. — Maladies organiques du cerveau.

2e classe. — Lésions traumatiques du cerveau.

3e classe. — Maladies nerveuses.

4e classe. — Maladies générales, fébriles ou non.

L'aphasie de cause cardiaque appartient à la 1re classe. L'exposé de ces différentes causes, les modalités diverses que peut affecter le symptôme, les nombreuses recherches expérimentales auxquelles le sujet a donné lieu de la part de MM. Vulpian, Ferrier, Hitzig, Carville et Duret, seront ici passés sous silence ; tous ces points ont leur place marquée dans un travail d'ensemble sur l'aphasie, ils ne peuvent rentrer dans le cadre restreint de cette étude.

Résumé des observations prises dans différents auteurs

OBSERVATION I.

C... 30 ans. — Sexe féminin. — Attaque de rhumatisme en 1856; a commencé à se plaindre de palpitations en 1860 ; en 1867, 1e attaque, perte de la parole sans hémiplégie, ni perte de connaissance; le lendemain, la parole revient. Trois mois plus tard, nouvelle perte de la parole avec hémiplégie et perte de connaissance, la connaissance revient au bout de quelques minutes; trois mois après, la jambe commence à se mouvoir, le bras reste complètement paralysé, palpitations très fréquentes; un soir, violente douleur à la jambe. Flexion des segments du bras droit. Rien aux poumons, au foie, à la rate ; mort par eschare du membre inférieur gauche et crachats apoplectiques.

(1) Thèse d'agrégation, 1875.

Examen du cœur. Frémissement cataire intense; étendu pointe est un peu basse et déviée en dehors; pouls irrégulier, intermittent.

Autopsie. — Plaque athéromateuse de la largeur d'une pièce de 5 francs, à la pointe du ventricule gauche. Tumeur de la valvule mitrale, rendant l'ouverture étroite. Végétations verruqueuses dans l'infundibulum de la valvule du côté de l'oreillette. Orifice aortique suffisant. Plaques athéromateuses de l'aorte depuis son origine jusqu'à sa division. Caillot à l'embouchure de l'iliaque primitive. Gangrène du mollet gauche.

Cerveau. — Intégrité parfaite de toutes les membranes et de la cavité arachnoïdienne. Les vaisseaux de la base du crâne ne sont pas athéromateux. Au niveau de l'artère sylvienne du côté gauche, la pie-mère est soulevée, distante de la masse cérébrale, et formant un feutrage semblable à celui d'une toile d'araignée, dans laquelle circulent librement toutes les branches de la sylvienne. Il existe à ce niveau une anfractuosité profonde qui tient la place du lobule de l'insula; l'artère sylvienne gauche est rendue très étroite par suite de la résorption d'un caillot embolique; légère diminution du corps strié; l'étage inférieur du pédoncule cérébral est composé d'un tissu comme feutré, d'un gris jaunâtre, et en comparant avec celui du côté opposé, on voit qu'il existe une diminution de deux tiers au moins. La protubérance présente une dépression très évidente dans sa moitié gauche, et au niveau de son bord inférieur, on voit émerger la pyramide antérieure dont le volume par rapport à l'autre, a diminué d'un 1/3. L'altération s'étend jusqu'à l'entrecroisement. (Duguet, Société anatomique, 1868.)

OBSERVATION II.

X... entré à l'Hôtel-Dieu au mois de décembre 1864 pour une paralysie du côté gauche, qui date de deux jours. Dit à tout propos : tiens, ou parbleu! langage des gestes aussi limité que celui des mots.

Mort le 30 décembre.

Autopsie. — Cœur : rétrécissement fibro-cartilagineux très considérable de l'orifice mitral.

Cerveau. — Artère sylvienne droite oblitérée dans l'étendue d'un centimètre, par un caillot grisâtre, de date évidemment ancienne et très adhérent à la paroi vasculaire. En ce point, ramollissement considérable de la 3e circonvolution frontale, de la largeur d'une pièce de 5 francs; 3e circonvolution frontale gauche intacte. Pas de lésion du bulbe, ni de la région olivaire. (Cliniques de Trousseau.)

OBSERVATION III.

J... entre à l'hôpital en décembre 1874, pour insuffisance mitrale avec rétrécissement. Tombée sans connaissance le 20 janvier 1875; reprend bientôt ses sens, en gardant une hémiplégie droite qu'elle conserve quelques jours, mais qui bientôt disparaît complètement; 8 jours après vertiges et menace de perte de connaissance. Le 15 février, réveil avec perte de la parole; aucune paralysie des membres; un peu d'hébétude, mais réveil de l'intelligence complet les jours suivants; au bout de 10 jours, léger progrès dans la prononciation; à partir du 7 mars, aggravation de l'état général, morte le 9 mars.

Cerveau. — Ramollissement superficiel bien limité, occupant la 3e circonvolution frontale gauche, occupant aussi une petite partie du lobule de l'insula. Pas d'autres lésions dans le cerveau. On ne peut retrouver de point oblitéré dans les branches de la sylvienne.

Infarctus nombreux dans le poumon, la rate et les reins. — Au cœur, les bords de la valvule mitrale présentent un un grand nombre de petites végétations polypiformes.

(Société anatomique, 1875.)

Observation IV.

X...entré à l'hôpital le 21 janvier 1864. Agé de 51 ans. Sexe masculin; souffle très fort au 1er temps et à la pointe. Orifice aortique intact; pouls petit, faible, irrégulier, intermittent.

Le 25, perte subite de connaissance, hémiplégie droite; les jours suivants, retour de l'intelligence, perte de la parole; la paralysie diminue progressivement dans le membre inférieur, ainsi que du côté de la face; la jambe droite est incomplètement paralysée; le membre supérieur l'est complètement; dans les derniers temps du séjour à l'hôpital, le malade parvenait à prononcer d'une façon distincte d'assez longues phrases. Envoyé à Bicêtre vers la fin de l'année.

(Gazette des Hôpitaux, 1865.)

Observation V.

Broh... 30 ans. Sexe masculin. Entré à l'hôpital, le 23 janvier 1875. Alcoolique avéré. En 1872, a eu une première attaque apoplectique suivie d'une aphasie absolue qui dura trois mois et d'une parésie du membre inférieur droit, qui disparut également. Au bout de trois mois, santé parfaite jusqu'au mois de juillet 1874; alors survint une nouvelle attaque suivie d'une hémiplégie complète de tout le côté droit et d'aphasie; deux mois après il fut assez bien rétabli pour reprendre son métier de couvreur; l'aphasie n'avait pas disparu entièrement; atteinte profonde du langage mimique; au commencement d'octobre, troisième attaque avec hémiplégie droite et aphasie. Faiblesse très marquée à droite, contracture de la main droite avec flexion des doigts qu'on peut redresser; le malade ne parle que par monosyllabes; répondant bonjour, mais en s'accompagnant de gestes expressifs. Anesthésie absolue de la face et de la moitié droite du corps. Analgésie et thermo-anesthésie, insensibilité de la muqueuse nasale et de la cornée du côté droit; vue peu nette du côté droit; audition moins nette du côté droit, sens du goût aboli dans la moitié droite.

(Recueillie par Hirtz, 1875, service de M. Brouardel hôpital Saint-Antoine.)

Consignée dans la thèse d'agrégation de M. Legroux (de l'aphasie 1875).

L'examen du cœur dénote un certain degré d'hypertrophie et l'existence d'un léger prolongement du 1er bruit à la pointe.

Observation VI.

M... 40 ans. Sexe masculin. Entre à l'hôpital au mois de janvier 1869, pour des palpitations de cœur. N'a jamais eu de rhumatisme, aucun antécédent morbide. Depuis trois mois se plaint de battements de cœur. Habitudes alcooliques.

Les palpitations sont devenues plus intenses depuis huit jours; il y a trois jours, à la suite d'un accès d'oppression très violent: douleur très vive dans le mollet de la jambe gauche; rougeur sombre des deux tiers antérieurs du pied, puis lividité, température 26° ; insensibilité absolue. Le 1er février le malade est pris peu à peu d'une difficulté extrême de la parole qui bientôt devient une véritable aphasie et cela sans autres phénomènes du côté de la mobilité ou de la sensibilité. Dès l'entrée du malade, énorme proportion d'albumine. Le 14 mai, point de côté à droite et râles sous-crépitants en arrière de la partie moyenne des poumons, expectoration abondante. Le 19, mort par asphyxie.

Examen du cœur. Un peu d'hypertrophie; double bruit de souffle à la pointe et au 1er temps; à la base et au même temps; claquement valvulaire du 2me temps mal frappé.

Autopsie. Cœur: muscle cardiaque jaunâtre; pas d'altération du cœur droit. Valvule mitrale épaissie; bords libres et tendons épaissis, insuffisance mitrale; valvules aortiques épaissies avec petits nodus jaunâtres de nature athéromateuse et calcaire. Pas d'ulcérations de l'endocarde, pas de végétations, rate saine sans infarctus; pas d'infarctus au foie qui est en dégénérescence granuleuse.

Cerveau : pas d'altération des méninges, pas de congestion encéphalique. Par contre, l'extrémité postérieure la plus reculée du lobe frontal de l'hémisphère gauche, présente un foyer de ramollissement situé en arrière et attenant aux lobules de l'insula; ce foyer occupe un espace équivalent à une pièce de 5 francs en argent; il présente l'aspect d'un ramollissement dit blanc crémeux. Au reste nulle altération, nulle oblitération des artères de la base. (Société anatomique, 1869.)

Observation VII.

X... Sexe masculin. Fut frappé soudainement il y a deux ans d'hémiplégie droite avec perte de connaissance. Ne se rappelle rien de ce qui s'est passé les 17 semaines qui ont suivi. Mais sa femme ajoute que, durant cette période, il avait perdu la faculté du langage et faisait des signes très intelligibles. Paralysie incomplète, intéressant la face. Pendant 3 semaines, il eut une difficulté dans la déglution. Récupération de l'usage des mots au bout d'un an. La parole reste longtemps imparfaite, elle revint enfin ; la mémoire resta mauvaise ; le malade se trompait surtout quand il se pressait de parler. Perte complète de la faculté d'écrire. Conservation des signes. Lisait facilement et correctement. Mort à la suite d'une maladie rénale; devint tout à fait imbécile avant sa mort.

Autopsie. Cœur: dépôts de matières osseuses sur les valvules aortiques qui paraissaient suffisantes. Orifice mitral rétréci, aorte légèrement athéromateuse.

Cerveau; dure-mère et arachnoïde saines; dans le lobe antérieur gauche du cerveau, cavité remplie par du tissu cérébral désagrégé de la grosseur d'une noix; cette cavité était limitée en dehors par l'arachnoïde, en dedans par le prolongement de l'arachnoïde qui recouvre la scissure de Sylvius.

Le corps strié gauche n'était pas intéressé; il était sain ainsi que le reste du cerveau. (Dr Russell.)

OBSERVATION VIII.

Léonie, 50 ans, entre à l'hôpital le 2 novembre 1878. Alcoolisme avéré. Il y a un an et demi, elle tomba dans la rue et perdit connaissance; affaiblissement des membres supérieur et inférieur du côté droit consécutif et embarras de la parole. Entre à l'hôpital pour des douleurs de ventre, de reins et pour des pertes abondantes; cancer du col de l'utérus. Légère hypertrophie du cœur. Souffle systolique peu intense à la pointe, rude à la base, se prolongeant dans les vaisseaux du cou; souffle diastolique moins net; artère radiale droite nettement athéromateuse. Foie normal. Pas d'albumine dans les urines. Le membre supérieur droit est capable de quelques mouvements. Doigts fléchis sur la main, main sur avant-bras, avant-bras sur le bras; on fait souffrir la malade si on veut étendre ces divers segments. Perte de la mémoire des mots; parole lente, difficilement comprise; dit un mot pour un autre. On avait diagnostiqué une insuffisance avec rétrécissement de l'orifice mitral. Mort par accidents urémiques.

Cœur, pèse 350 gr.; point de lésions valvulaires; plaques athéromateuses, les unes dures, les autres ramollies, dans la crosse de l'aorte.

Reins. Atrophie de la substance corticale.

Cerveau. Méninges congestionnées surtout celles de l'hémisphère gauche; en arrière et en bas, congestion plus considérable, point d'épanchement; les méninges s'enlèvent assez difficilement sauf sur l'hémisphère gauche ; l'hémisphère gauche en avant paraît affaissé; il est en effet diminué de toute la hauteur de la 3e circonvolution frontale qui dans ses trois quarts postérieurs a disparu ; à peine si l'on en retrouve quelques débris ; en arrière du sillon de Rolando, le cerveau est sain ; l'hémisphère droit est complètement sain. (Société anatomique, 1878.)

Observation IX

Liez, âgée de 28 ans ; accouchée à terme un mois avant son entrée à l'hôpital. Entrée le 26 décembre 1864. A son entrée à l'hôpital elle était paralysée depuis la veille du côté droit du corps. Parole abolie en même temps que la motilité. Elle toussait, était gênée pour respirer; on avait pensé à une phthisie pulmonaire, mais les symptômes locaux étaient nuls à cet égard ; morte le 12 janvier.

Autopsie. — Cœur : Insuffisance presque insignifiante de l'orifice aortique. Dépôt fibrineux sur les deux valves de la valvule mitrale, d'âge différent, les uns jaunâtres et pulpeux, caséeux, faciles à se détacher, les autres superficiels, plus rosés bien que fibrineux. Les valvules aortiques n'ont rien ; le cœur droit est normal; un peu d'hypertrophie du ventricule gauche ; dépression jaunâtre à la surface de la rate et deux ilôts à l'intérieur de cet organe formés par des infarctus.

Cerveau. — Le crâne et la dure-mère ne présentent rien de particulier à noter du côté gauche ; l'artère sylvienne dans la scissure est d'abord molle et dure, puis elle devient très grosse; on voit une tumeur qu'elle forme, dont la surface est recouverte de pseudo-membranes, molles, faciles à détacher, grises ; en ce point l'artère se divise en trois branches qui sont toutes trois renflées et remplies au lieu d'être vides. L'artère renferme là un caillot fibrineux dont la partie extérieure paraît formée sur place, ayant la forme tubuleuse de l'artère et une couleur rosée, tandis que le centre a une coloration jaune et est de consistance molle comme les caillots de la valvule mitrale. Un caillot fibrineux récent se dirige dans les trois branches de la division; les circonvolutions de l'insula sont molles, affaissées, pâles à la surface. La 3me circonvolution est altérée dans sa partie la plus postérieure. Toute la couche optique est également ramollie; sur les coupes on voit un liquide épais; l'examen microscopique y montre des corps granuleux très gros, des leucocythes et des vaisseaux complètement libres, sans coagulations dans leur intérieur. (Société anatomique, 1865.)

Observation X.

Riou, entrée le 3 janvier 1877 à l'Hôtel-Dieu; 31 ans. N'a jamais eu depuis 14 ans de maladie aiguë. A eu seulement des vertiges et plusieurs syncopes; jamais une maladie de cœur n'a éte constatée.

Cette femme, enceinte de 4 mois, a été frappée de son attaque en se rendant à son ouvrage : hémiplégie droite complète et aphasie ; dit oui à tout ce qu'on lui demande. Pas d'œdème des jambes, pas de râles en arrière de la poitrine ; commence ensuite à dire quelques mots. On demande à la femme depuis combien de temps l'enfant remue : elle montre deux doigts tout en disant trois semaines. Bras droit inerte. Elle peut marcher et dire quelques mots, mais elle ne peut compter ni inventer trois mots de suite. Au 21 mars elle accouche d'un enfant bien portant. Examen du cœur. Pouls régulier. Pas de frémissement cataire. Bruit présystolique intermittent, et 1er bruit éclatant. 2me claquement sec, roulement diastolique (Duroziez, Archives de médecine 1877.)

Observation XI.

L. Michel, âgée de 39 ans. Entre à l'Hôtel-Dieu le 10 janvier 1877. A l'âge de 9 ans, elle eut une chorée droite qui a duré deux ou trois mois et n'a pas reparu. Réglée à 15 ans, bien; pas de fausses couches; a eu 10 enfants, le 1er à 16, le dernier à 30 ans; jamais de palpitations.

En 1876, elle a été frappée pour la première fois pendant son sommeil. Elle se réveilla avec une aphasie et une hémiplégie droite. Bredouillement; dénomme bien les objets; mais on ne peut la suivre quand elle lit, et il est impossible de la comprendre. Elle ne peut rien faire de son bras droit; elle se sert un peu de sa jambe droite, elle peut marcher. Pas de toux, ni de râles. Pas de congestion du foie.

Examen du cœur. Ronflement présystolique. Dédoublement du 2me claquement très net. Pouls régulier à 89. Pas de battement des jugulaires. (Duroziez. Archives de médecine 1877.)

Observation XII.

Jacquet, âgée de 42 ans, entrée à l'Hôtel-Dieu le 24 Mai 1877. N'a jamais eu de rhumatisme, ni de chorée; n'a jamais eu de fièvre éruptive; n'a jamais eu de palpitations; a été réglée à 19 ans et l'est encore; jamais d'épistaxis, ni d'hémoptisie; a eu un enfant à 20 ans, qui vit encore.

Cette malade a été frappée le matin de son entrée, étant dans son atelier. Aucun trouble n'est survenu en ce moment du côté du cœur. Hémiplégie droite et aphasie. Le 10 janvier, elle peut répéter certains mots; elle se lève et marche en poussant une chaise devant elle, elle ne paraît pas atteinte de lésion du cœur. Le 7 mars, l'aphasie est toujours grande; elle peut nous dire sans être soufflée aphasie et non pas viande. Rétraction consécutive de la main droite; côté droit de la face affaissé; pupille droite un peu plus large que l'autre. Ne fait que répéter les mots qu'on dit et difficilement. Pouls irrégulier, inégal. Frémissement présystolique. Dédoublement du 2me claquement parcheminé; pas de souffle en jet de vapeur. (Duroziez, Archives de médecine 1877.)

Observation XIII.

Lachaud entre à l'Hôtel-Dieu le 17 décembre 1876 ; âgée de 43 ans, bien portante jusqu'à l'âge de 32 ans ; mais à cette époque on trouve à la fois : un rhumatisme articulaire aigu, le début des palpitations, et un changement de coloration des cheveux qui commencent à blanchir. Cette femme n'est plus réglée, nous ne savons depuis qu'elle époque. Le 17 décembre, en prenant le café chez sa propriétaire, elle tombe subitement frappée d'hémiplégie droite et d'aphasie ; contracture consécutive du bras droit; observée au mois d'avril, elle remue la jambe droite dans son lit ; elle parle toujours très mal, mais elle dénomme les objets.

Les signes extérieurs d'une affection cardiaque sont complètement absents. La lésion du cœur passe d'abord inaperçue. Pouls régulier. Bruit présystolique un peu fort. Dédoublement du 2e claquement remarquable. Pas de souffle d'insuffisance aortique. (Duroziez, Archives de médecine, 77.)

Observation XIV.

Félicité X.., âgée de 22 ans. Est restée en 1875, pendant trois semaines à l'hôpital, pour un rhumatisme. Venait de sortir guérie, lorsqu'au moment du repas, elle fut prise d'une aphasie subite ; bientôt se déclara un état de faiblesse très marqué dans le bras droit ; dans la soirée la paralysie de ce membre était complète, la sensibilité conservée ; le lendemain elle fut admise à l'hôpital Necker, et le jour même la jambe droite devint très faible. La malade ne perdit pas connaissance ; elle pouvait dire seulement : hein ; la paralysie de la jambe et du bras droit était incomplète ; tout à coup : retour subit de la parole, puis des mouvements du bras et de la jambe, puis de l'hémiplégie faciale ; guérison au bout de six mois. Rechute il y a deux ans ; tout à coup, hémiplégie droite complète avec aphasie ; aphasie dure 3 heures ; entre à l'hôpital : paralysie faciale inférieure, hémiplégie droite incomplète ; sort guérie quelque temps après.

Examen du cœur. Léger souffle au cœur, au premier temps et à la pointe. (Pastol, thèse, 1879.)

Observation XV.

François X... âgé de 51 ans. Entré le 10 janvier à l'hôpital pour une affection du cœur avec anasarque. Faux pas du cœur ; insuffisance mitrale diagnostiquée ; 6 jours après son entrée à l'hôpital, il était couché dans son lit, lorsqu'il fut frappé d'hémiplégie et d'une hémianesthésie droite complète. Rotation de la tête à gauche ; déviation conjuguée des yeux du même côté ; hémiplégie faciale complète ; fumait sa pipe ; cet état dura jusqu'à la mort (5 février) ; hémianesthésie diminuée un peu, yeux moins déviés ; mort par congestion pulmonaire.

Autopsie.—Cerveau : embolie de la sylvienne gauche.

Cœur : Dilatation cardiaque, friabilité de la fibre musculaire. Pas d'altération des valvules. Caillots à la partie interne de l'auricule gauche. (Pastol, thèse, 1879.)

Observation XVI.

Joehl B... entré à l'hôpital au mois d'octobre 1876. Il y a 25 ans, ce malade a eu un rhumatisme avec endocardite ; mais depuis ce temps il avait conservé une bonne santé.

Le 15 octobre, le malade tombe tout à coup en travaillant, perd la parole, et reste hémiplégique du côté droit complètement ; tout d'abord, il éprouve quelques difficultés dans la déglutition et le mouvement de propulsion de la langue, mais ce dernier symptôme disparaît en quelques jours. En outre, légère douleur du côté gauche de la tête. Ne peut dire que oui et non dont il se sert d'une manière appropriée; recouvre ensuite la faculté de prononcer quelques mots. En écrivant, a une tendance à doubler les mêmes lettres; mimique appropriée; en décembre, mort par œdème pulmonaire.

Examen du cœur : pouls bondissant, ayant tous les caractères de l'insuffisance aortique.

Autopsie.— Cœur. Lésions mitrales et aortiques étendues, œdème pulmonaire; il y avait des caillots fibrineux dans la rate.

Cerveau. Épanchement de liquide gélatineux dans l'espace sous-arachnoïdien. La surface du cerveau paraît saine, sauf un point correspondant à la partie postérieure de la 3e circonvolution frontale du côté gauche. On trouve à ce niveau un léger ramollissement dans un espace de 2 centim. environ en largeur, allant en arrière de la partie la plus élevée de la 3e circonvolution frontale jusqu'à la scissure de Sylvius en bas. Le point le plus ramolli n'était pas la partie la plus postérieure de la circonvolution; il existait une bande étroite de substance non ramollie entre cette région et la circonvolution frontale

Observation XVII

R... 25 ans. Ce malade s'aperçut un jour que son pied droit était froid; quelques jours après, il eut tout à coup un vertige violent. Il tomba, puis il se releva et regagna son domicile peu distant; bientôt il fut frappé d'hémiplégie droite; la face était déviée de côté gauche, la parole et la mémoire étaient compromises. En février 1859, nouvelle attaque d'hémiplégie droite avec perte de connaissance; la parole resta encore altérée. Au mois d'avril de la même année, il put reprendre son métier de tisserand; seulement le bras était encore très faible. En juillet, nouvelle attaque peu sérieuse. En mai 1870, retour de l'hémiplégie droite sans perte de connaissance, mais la langue et la face furent atteintes; retour à la santé au bout d'une semaine. En juillet 1870, 5e et dernière attaque : tout à coup : violente douleur de tête, chute sans perte de connaissance, hémiplégie droite, embarras de la parole, dilatation de la pupille gauche. Finalement, santé parfaite sans paralysie motrice du bras et de la jambe, mais avec embarras croissant de la parole. Entre à l'hôpital de New-York le 17 septembre ; cette fois il parvient à articuler très bien.

Examen du cœur. Hypertrophie cardiaque et insuffisance aortique. (Hammond.)

Observation XVIII

X... âgée de 57 ans, alcoolique avérée, mais au moment présent atteinte d'un rhumatisme articulaire subaigu avec endocardite.

Entrée à l'hôpital depuis 16 jours (le 5 août), pour un rhumatisme, elle tombe frappée d'apoplexie avec hémiplégie droite deux jours après; retour de la connaissance et aphasie; elle prononce très aisément certains mots, mais les mots les plus usuels ne se présentent plus à sa mémoire. Elle reste 10 jours dans cet état, puis entre dans une période de somnolence et un coma profond dans lequel elle succombe.

Autopsie. Cœur volumineux, cavités droites dilatées, endocarde blanchâtre, orifice mitral un peu insuffisant, valvule épaissie au bord libre. Plusieurs plaques athéromateuses à l'aorte.

Cerveau. Les vaisseaux qui rampent à la périphérie de l'hémisphère gauche du cerveau sont beaucoup plus développés que ceux du côté opposé. A l'origine de l'artère sylvienne gauche, caillot rougeâtre se prolongeant dans les collatérales qui en émanent. Sérosité peu abondante dans le ventricule. Corps strié en partie ramolli, ainsi qu e la partie postérieure des circonvolutions dans une étendue de 2 a 3 centimètres. (Gaz. des hôpitaux, 65.)

Observation XIX.

Louis D... âgé de 32 ans. A eu deux attaques de rhumatisme et une pleurésie. Incommodé depuis quelques jours par des palpitations pour lesquelles il entre à l'hôpital. Ce malade porte les signes extérieurs d'une affection cardiaque; peau cyanosée, yeux humides, face ébrieuse, violente oppression ; matité à la base des poumons, râles crépitants fins en ce point, expectoration abondante, crachats teintés de sang.

26 février. Affection cardiaque évidente mais diagnostic réservé en présence des signes négatifs fournis par l'auscultation. Il n'y a pas de bruit de souffle, les battements du cœur sont précipités et irréguliers. Voussure manifeste de la région précordiale. Pouls très petit.

5 Mars. Le malade s'étant levé, tombe frappé d'apoplexie ; il revient à lui au bout de dix minutes et exécute quelques mouvements. Paralysie complète de la moitié droite du corps et aphasie.

7 Mars. Bruits du cœur plus distincts ; on pense à la possibilité de concrétions cardiaques.

8 et 9 Mars. Léger mouvement dans le membre inférieur paralysé, le malade ne peut prononcer un mot, mais l'intelligence devient plus nette.

Retour de la parole ; le 14 mars, arrive à dire oui et non ; le 18 mars il prononce distinctement.

Les mouvements reviennent surtout dans le membre supérieur, puis le malade commence à marcher. Congestion des poumons, thrombose des vaisseaux des membres. Hémoptysies fréquentes.

25 avril. Urines albumineuses, mort à 10 h. du matin.

Autopsie. Cœur : hypertrophie du cœur; concrétions sanguines de formation ancienne, adhérent à l'endocarde, ramollies dans certains points. Orifices sains, parois saines. Valvule mitrale légèrement épaissie.

Poumon droit congestionné.

Congestion des reins et du foie.

Cerveau. — Aspect extérieur du cerveau normal; artère sylvienne gauche oblitérée; mais il est difficile d'affirmer si les caillots sont de date ancienne ou de formation récente. Les circonvolutions nourries par cette artère paraissent un peu ramollies. Des coupes faites sur le cerveau dénotent des altérations plus manifestes; le corps strié du côté gauche est transformé en une masse diffluente ainsi du reste que toutes les parties situées en dehors de lui et avoisinant la scissure de Sylvius; au centre du corps strié se trouve un noyau jaunâtre comme s'il y avait là un commencement de suppuration. (Thèse de Rontin, Paris, 1869.)

Observation XX.

X..., âgé de 54 ans, avait fait des excès de coït lorsqu'il survint un arrêt de circulation artérielle du gros orteil du pied droit. Le malaise local dura quelques jours et disparut. Quelques mois plus tard, nouvel arrêt de circulation également transitoire dans une portion du mollet. Chaque fois les battements du cœur étaient devenus tumultueux, puis le tumulte avait été remplacé par un rhythme normal. Un an après, hémiplégie droite avec aphasie transitoire; retour complet du mouvement, diminution persistante de l'acuité intellectuelle.

Examen du cœur. — Battements du cœur tumultueux auxquels succéda un rhythme normal. (Lasègue, archives de médecine.)

Observation XXI.

X..., âgée de 35 ans. L'hémiplégie fut soudaine et terrible, et survint en même temps que des palpitations très pénibles. Puis l'aphasie survint.

A côté des altérations durables que perçoit l'auscultation, dit M. Lasègue, il est des incidents cardiaques dont on ne saurait négliger la cause. (Lasègue, archives de médecine.)

Observation XXII.

Ch. Dep., âgée de 31 ans. A commencé par se plaindre de douleurs de reins, puis postérieurement de vomissements et de maux de tête. Le 21 mars, à la suite d'une vive émotion elle a été frappée d'apoplexie ; au bout d'un quart d'heure, on l'a relevée sans connaissance et paralysée du côté droit. A son entrée à l'hôpital, pas de déviation manifeste de la face et des yeux, comissure labiale un peu déviée ; l'hémiplégie du membre supérieur droit est complète, mais la malade soulève bien le pied droit. Sensibilité conservée à peu près complètement. Membre supérieur droit un peu plus chaud que le gauche. L'intelligence est nette, mais l'articulation des mots est difficile ; la malade se trompe pour certaines syllabes quand elle veut prononcer un nom propre ; le plus souvent elle ne dit bien son nom que lorsqu'on la déjà prononcé devant elle ; pas d'amnésie, elle sait le nom de tous les objets. Albumine dans les urines.

Du 8 au 9 avril, sans prodromes : perte subite de connaissance ; elle grimace quand on la pince et elle marmotte des paroles inintelligibles ; paralysie complète dans le membre supérieur droit, comme avant cette nouvelle attaque ; la paralysie a beaucoup augmenté dans le membre inférieur droit. Les jours suivants, respiration stertoreuse ; puis mort le 15 avril sans que la malade ait repris un seul instant connaissance.

Autopsie. — Cœur. Hypertrophie considérable du cœur, pouls à 108 ; sommet très aigu au sphygmographe ; l'hypertrophie portait surtout sur le ventricule gauche, la cavité du ventricule gauche est normale ; les valvules sont saines ainsi que l'aorte ; petite tache athéromateuse sur la valve antérieure.

Cerveau. — Les méninges ne présentent rien à noter; les artères de la base ne sont pas athéromateuses; les artères sylviennes le sont un peu moins mais sans rétrécissement de leur calibre. Une coupe horizontale juste au-dessus du corps calleux, montre à gauche un foyer hémorrhagique considérable de couleur rouge brunâtre, étendu de 6 centimètres d'avant en arrière. — Une coupe antéro-postérieure et verticale à ce niveau montre que verticalement il mesure 4 centimètres et demi.

Ce foyer se compose de deux foyers d'âge différent : le plus ancien est le plus antérieur, il est de couleur ocreuse, du volume d'une noisette et a envahi la substance blanche et une minime portion de la substance grise de la circonvolution la plus antérieure de l'insula; le foyer postérieur, évidemment tout récent, occupe l'expansion pédonculaire et le noyau lenticulaire du corps strié. Symétriquement on trouve dans l'hémisphère droit un foyer tout à fait récent un peu moins étendu que celui de l'hémisphère gauche. Les ventricules sont vides des deux côtés. Le cervelet ne présente rien de particulier, La protubérance est saine ainsi que le bulbe. — (Lépine. Société anatomique, 24 Nov. 1876.)

Observation XXIII

X..., âgé de 6 ans, convalescent d'une fièvre typhoïde assez grave, ayant duré un mois.

Il commençait à se lever lorsqu'il s'aperçut qu'il parlait un peu plus lentement. Deux jours après, le matin, il cessa de parler tout à fait ; cela le mit en colère, crispations dans les mains et les pieds. Pas de perte de connaissance. Il eut en ce moment un peu de dysphagie ; après quelques heures quelques mots seulement purent être articulés très lentement ; un peu de strabisme convergent ; langue non deviée, mobile ; mouvements des membres faciles. Aucun trouble des organes des sens.

Amélioration graduelle, avec quelques phases critiques; au bout d'un mois le malade parle à peu près naturellement, sauf un peu de bégaiement intermittent.

Examen du cœur. On constate un peu de ralentissement, 76 battements avec des intermittences dans le pouls. Pas de bruit de souffle. — (Bouchut.)

OBSERVATION XXIV.

X..., âgé de 10 ans, eut une attaque d'hémiplégie droite dont il guérit rapidement. Puis quatre mois après il eut une hémiplégie gauche avec aphasie et dysphagie extrême.

Il comprenait, écrivait ses réponses et ne pouvait articuler. Mort par suite de l'affection cardiaque (insuffisance mitrale.)

Cerveau. Embolie des deux artères cérébrales moyennes et foyers symétriques de ramollissement dans les circonvolutions frontales antérieures et moyennes. — (Barlow.)

Clarus indique 5 cas d'aphasie par embolie cérébrale avec affection valvulaire du cœur; trois furent compliqués d'hémiplégie droite et se terminèrent par la mort; dans un autre cas il n'y eut pas d'hémiplégie, la parole revint au bout de 24 h.

Rougeole : On a rencontré deux fois l'aphasie.

Il s'agit dans un cas d'une petite fille âgée de 8 ans qui tomba tout à coup dans le coma pendant la période d'éruption et resta en cet état pendant trois jours; puis elle resta aphasique et guérit. Peut-être y a-t-il eu dans ce cas une endocardite végétante, habituelle dans la rougeole, et qui aura produit une très petite embolie assez peu considérable pour permettre à l'aphasie de guérir rapidement.

Dans le 2e cas, c'était un garçon; à la fin de la rougeole il fut pris de convulsions et de coma ; il était aveugle, sourd et aphasique; l'ouïe revint mais il resta aveugle, devint hémiplégique et mourut ainsi. Il est probable que cette aphasie dépendait d'une thrombose des sinus de la dure-mère, fait anatomique constant dans les convulsions terminales des maladies aiguës.

Variole. On a vu un enfant de 9 ans qui fut pris d'aphasie temporaire au moment de la période de dessication et l'accident se dissipa au bout de quelques jours. Ici, encore, il doit y avoir eu une très petite embolie comme dans un des cas précédents.

Scarlatine. Il s'agissait d'un garçon hydropique à la sixième semaine de la maladie. Il fut pris alors de convulsions, de coma, d'hémiplégie droite et d'aphasie; l'hémiplégie disparut, non l'aphasie verbale.— (Ce fait ce rapporte à une encéphalopathie urémique, on ne parle pas d'affection valvulaire.)

Observation XXV.

Hémiplégie droite avec aphasie dépendant d'une embolie de l'artère sylvienne du côté gauche, insuffisance de la mitrale. Mort par hémorrhagie diffuse, 19 semaines après les phénomènes d'embolie.

Frédéric F..., âgé de 16 ans, né à Vasa, est admis le 3 février 1869, à la Clinique médicale de l'Université de Tubingen.

Antécédents : Le malade n'est pas capable de donner aucun renseignement sur l'origine et la marche de sa maladie. D'après les renseignements donnés par ses amis et par son propre médecin, nous avons pu obtenir les données suivantes.

Il est l'enfant d'une famille parfaitement bien portante. Son père âgé de 66 ans est encore sain d'esprit et de corps; sa mère est morte il y a deux ans, des suites d'un cancer au sein : ses frères et ses sœurs sont tous bien portants. Pendant son enfance, il était pâle et délicat, mais il n'a eu aucune maladie. En 1863 il eut un rhumatisme aigu qui dura quatre semaines, ayant affecté plusieurs jointures et s'étant compliqué de palpitations de cœur. Un an après le rétablissement de sa santé, il eut une seconde attaque; des symptômes d'une maladie de poitrine se sont alors manifestés, mais ils ont disparu avec les accidents rhumatismaux. Depuis ce moment le malade nous dit avoir été en parfaite santé jusqu'au commencement de sa maladie actuelle; seulement il était pâle et se fatiguait facilement.

Le 5 du mois de décembre, il a été pris d'un frisson qui disparut sans aucune conséquence. Il ne nous est pas possible de dire par quels phénomènes morbides ces frissons ont été accompagnés et suivis. Il est certain qu'au mois de décembre, le malade faisait encore son travail, et que le soir du même jour, il alla se coucher se sentant très fatigué. Il paraît que pendant la nuit, s'étant levé de son lit, pour uriner, il quitta sa chambre à coucher qui était trop froide et alla dans la chambre de sou père qui était plus chaude. Mais il lui a été impossible après de retourner dans son propre lit.

Lorsque le lendemain on alla le chercher, on le trouva étendu sur le plancher, inconscient et glacé. Ayant été transporté dans une chambre plus chaude et dans un lit, il vomit plusieurs fois et la température s'éleva considérablement. Après l'application de ventouses et de glaces à la tête, la conscience revint et on constata qu'il avait perdu la parole, que la bouche était déviée à gauche, et que les extrémités supérieure et inférieure du côté droit étaient complètement paralysées. Les jours suivants il avait une grande tendance à dormir; plus tard il devint inquiet, sa figure devint rouge; le soir, il eut soif, et autant qu'on a pu le comprendre d'après ses gesticulations, il paraissait souffrir beaucoup du côté gauche de la tête. Son médecin constata qu'il avait la fièvre, et il resta dans ces conditions à peu près six semaines, puis la fièvre disparut et il put de nouveau dormir, il eut de l'appétit. La douleur de tête paraissait aussi avoir disparu, mais la paralysie des extrémités droites et la perte de la parole, continuèrent comme d'habitude.

État actuel : Le 4 février 1869, la peau et les membranes muqueuses du malade dont le développement corporel n'est pas en rapport avec l'âge étaient pâles d'une manière évidente. La couche sous-cutanée adipeuse était mince ; les muscles étaient peu développés ; le pouls était petit, (130 pulsations par minute) ; la température appréciable à l'œil me paraissait légèrement élevée, mais le thermomètre introduit dans le rectum donnait 39° de température. L'angle droit de la bouche était plus bas que l'angle gauche. La narine droite était plus étroite que la gauche ; lorsqu'on lui disait de tirer la langue il pouvait le faire, mais la pointe se déviait à droite. Le froncement des sourcils se faisait également des deux côtés. Les paupières se fermaient bien des deux côtés et le globe oculaire pouvait se mouvoir dans toutes les directions. Les pupilles ne présentaient rien d'anormal. Le bras droit et la jambe droite n'étaient plus sous l'influence de la volonté et restaient sur place, là où on les mettait. Toutes les fois qu'on les soulevait, ils tombaient inertes, les doigts étaient un peu fléchis sous l'influence d'un courant induit ; les muscles des extrémités paralysées entraient en contraction, sans aucune difficulté.

Les poumons ne présentaient rien d'anormal, excepté au bord antérieur, au niveau du cœur ; le poumon était rétracté ; la matité précordiale était par suite plus étendue ; l'impulsion cardiaque est modérément augmentée. On sentait la pointe en dehors de la ligne mammaire ; à la pointe on entendait un souffle intense et le second bruit était distinct. Les bruits au foyer de la tricuspide et de l'artère-pulmonaire étaient clairs, mais le 2e était un peu plus fortement frappé que d'habitude. En examinant les organes abdominaux, on constatait une augmentation de résistance dans l'hypochondre gauche, et à la percussion, on trouvait la rate légèrement augmentée de volume ; la matité s'étendait considérablement au delà du bord inférieur des côtes.

Le contour de l'organe hypertrophié ne peut pas être bien apprécié à la palpation à cause de la distension des parois abdominales. Le bord inférieur du foie débordait un peu le bord inférieur des côtes ; l'estomac et l'intestin ne présentaient rien à noter. L'appétit était bon et les selles régulières. L'urine avait une légère couleur jaunâtre, elle était sécrétée en quantité suffisante, sans difficulté, elle ne contenait pas la moindre trace d'albumine.

Le symptôme le plus saillant en dehors de l'hémiplégie était que le malade ne répondait pas aux questions qu'on lui adressait tout en faisant voir qu'il comprenait ce qu'on lui disait. Si les questions étaient de nature à ce qu'il répondît oui ou non, alors il approuvait ou désapprouvait avec la simple inclinaison de la tête. Si on lui demandait de répéter un mot, il prononçait seulement la voyelle a avec grande difficulté, quel que fût du reste le mot employé. Lorsqu'on lui disait d'écrire son nom sur une ardoise, il le faisait avec la main gauche comme tout autre individu aurait pu le faire avec la main sans s'y être au préalable exercé.

Pendant les quelques semaines qui suivirent l'entrée du malade à la clinique on ne constata aucun changement notable ; son appétit était bon, il dormait bien et il allait bien à la selle. Il faisait attention à tout ce qui se faisait autour de lui et se rappelait tout ce qui se passait ; mais l'hémiplégie persistint sans aucune modification apparente, par rapport à l'aphasie on a constaté une légère amélioration. Le malade prononçait certains mots distinctement à condition qu'on les lui répétât plusieurs fois; le 2 mars, le malade fut pris d'un frisson suivi de fièvre et la température au rectum était de 39 1/10 le matin de 41 1/10 le soir. Il vomit à différentes reprises des aliments non digérés. La rate qui était revenue à peu près à son volume normal, augmenta de nouveau de volume et devint douloureuse à la pression.

Le 19 mars, cette attaque sans aucun doute se rattachant à un infarctus de la rate se dissipait sans aucun accident sérieux. Dans la nuit du 20 au 21, la veilleuse entendit le malade gémir, et en s'approchant de son lit on le trouva dans une insensibilité complète et vomissant. La paralysie s'étendait au bras gauche et au membre inférieur gauche; tous les deux tombaient comme une masse inerte, et le malade ne pouvait pas avaler. L'application de glace a été faite sans aucun résultat; les lavements n'ont produit aucun effet. La mort est survenue à trois heures de l'après-midi.

L'autopsie a été faite par le professeur Schnupper, 18 h. après la mort. Notre diagnostic a été confirmé sur tous les points. Les cordes tendineuses de la valvule mitrale qui se trouvaient près de l'orifice aortique étaient déchirées et la partie correspondante de la valvule présentait de petites masses rouges dans un espace de trois à quatre lignes ainsi que des concrétions calcaires.

L'artère de la scissure de Sylvius gauche était à un demi-pouce de son origine carotidienne remplie d'une masse calcaire régulière de la longueur d'une ligne autour et au delà de l'embolie. Les parois étaient rétractées, le corps strié et la couche optique du côté gauche aussi bien que l'insula de Reil et la circonvolution du côté externe de l'insula appartenant à la 3e frontale, étaient aplaties, ramollies et d'une couleur opaque, d'un gris jaunâtre ; la rate était bien hypertrophiée et contenait dans sa partie antérieure et supérieure des taches emboliques, les unes récentes, les autres plus anciennes.

La catastrophe finale était le résultat d'une hémorrhagie abondante dans l'hémisphère gauche. D'un côté, elle avait déchiré la couche optique et le corps strié et avait fait irruption dans les 3e et 4e ventricules. De l'autre côté l'épanchement avait pénétré dans la partie corticale du cerveau au-dessus du corps calleux, et avait ainsi gagné l'espace sous-arachnoïdien.

On ne pourrait pas assurer que l'hémorrhagie ait été causée par la rupture d'un vaisseau dans la partie ramollie du cerveau ou bien par une embolie récente. Les hémorrhagies fréquentes et abondantes, difficiles à interpréter, qu'on observe dans le territoire des artères oblitérées par l'embolie, sont certainement en faveur de cette dernière opinion.

(Aphasia from embolism of the arteria fossæ Slyvii, prof. Niemeyer on, 29, 57, 87.) — Dans : The medical times and Gazette. — Volume, for 1870.

Observation XXVI.

Hémorrhagie cérébrale survenue chez un enfant de douze ans; hémiplégie et aphasie; méningite consécutive.

La source de l'hémorrhagie cérébrale dans le cas suivant paraît avoir été due à une embolie préalable d'une artère provenant d'une végétation détachée du ventricule gauche, et le fait est d'autant plus probable qu'il existait d'une manière évidente une embolie semblable dans le rein. L'embolie ayant déterminé un ramollissement atrophique du cerveau, probablement quelque vaisseau d'un certain calibre a dû se rompre ayant perdu son support. Le 1er août, l'enfant fut subitement pris de son attaque ; trois ou quatre jours après, la méningite survint à la suite d'un épanchement de sang qui a agi comme corps étranger dans le cerveau. Bien que le cœur du malade fût fréquemment ausculté, on n'a pas pu entendre aucun bruit anormal. D'après les symptômes que la malade a présentés, il est évident que la lésion occupait la partie antérieure de l'hémisphère gauche ; mais ce n'est qu'après la mort, qu'on a pu constater nettement la nature de la maladie.

H. C..., âgé de douze ans, est admis à l'hôpital le 2 du mois d'août 1869. Il a toujours joui d'une bonne santé et il n'a jamais souffert d'aucune maladie préalable. Le 21 juillet, il se plaint de douleurs dans le côté gauche de la tête sans éprouver de convulsions. Il mangeait et il dormait bien ; le 1r août il mangea beaucoup de groseilles et de raisins de Corinthe, et pendant la nuit sa mère fut très alarmée en entendant qu'il criait très fort. Il fut conduit à l'hôpital immédiatement après, dans un état de complète immobilité. Cet enfant avait les apparences scrofuleuses, et ses doigts étaient en massue; il était dans le décubitus dorsal avec une respiration stertoreuse: son œil gauche était très congestionné et la pupille était plus large que celle de l'œil droit. Il y avait aussi un léger strabisme convergent, mais ce strabisme datait déjà de longtemps. Il n'y avait pas de paralysie ni à la face, ni dans aucun côté du corps ; il n'y avait pas non plus aucun état convulsif ; il remuait néanmoins fréquemment ses membres.

Dans toute l'étendue de la poitrine on entendait des râles muqueux et sibilants ; le cœur battait fréquemment et d'une façon irrégulière ; on n'entendait aucun bruit anormal ; il n'y avait aucune élévation de température et on ne provoquait pas l'apparition de la tache dite cérébrale. On lui administra un vomitif et un lavement avec de l'huile de ricin à la suite duquel une grande quantité de fruits indigestes fut rejetée. Après cela il paraissait être un peu mieux et il a pu avaler un peu de lait. Quelques jours après, la température s'éleva et elle continua ainsi à s'élever pendant toute la durée de sa maladie, elle oscilla entre 99 et 103 Fh. En même temps les variations diurnes étaient très grandes ; la température variait de 2 et 3 degrés, entre les observations prises le matin et celles prises le soir.

Le 5 août, sa face était pâle ; les pupilles presque égales ; mais elles réagissaient difficilement à l'action de la lumière ; les bruits respiratoires étaient à ce moment complètement normaux ; et il paraissait avoir plus conscience de lui-même et prendre lui-même ses aliments. Le pouls était régulier, rapide, et l'impulsion cardiaque était plus forte que d'habitude. On lui donnait seulement du lait et du jus de viande. Il n'avait pas de convulsions ni de fourmillements aux extrémités, et il n'a pas vomi jusqu'à la fin de sa maladie.

Le 10, il paraissait beaucoup plus sensible, et il pouvait prendre un peu de riz. Il connaissait bien le moment du repas, mais il était incapable de demander quoi que ce soit. D'abord il faisait sous lui, mais il pouvait maîtriser les fonctions du rectum et de la vessie. Il était évident que sa face était légèrement paralysée du côté droit et que le membre droit était privé de mouvement : plus tard la paralysie a été plus marquée, mais à aucune époque celle du facial n'a été complète. Il était difficile de savoir si la sensibilité était troublée, puisque le malade était dans un état destupeur. On a observé aussi qu'il ne faisait usage d'aucun autre mot que du suivant : Water; toutes les fois qu'il avait besoin de quelque chose, bien qu'il connût la chose, il disait toujours Water ; comme il n'était pas en état d'écrire, il était impossible de savoir jusqu'à quel point le langage par l'écriture était altéré. Aucun changement dans son état n'était survenu jusqu'à la fin du mois d'août, lorsque la température s'éleva, et qu'il fut pris de délire de temps à autre. Sa langue, qui était auparavant humide est devenue maintenant sèche et rugueuse; ses lèvres et ses dents sont couvertes de fuliginosités; il n'a jamais eu de convulsions, mais son bras gauche et sa jambe gauche sont parfois soulevés. Les deux derniers jours de sa vie, il est parfaitement inconscient dans un état de délire tranquille.

A aucune époque de sa maladie on n'a entendu dans le cœur un bruit, mais l'impulsion cardiaque était beaucoup plus grande que d'habitude.

L'autopsie a été faite douze heures après la mort; le corps était très émacié et d'un teint blafard; après avoir ouvert la boîte crânie ne on trouvait la dure-mère normale; on voyait une petite quantité de lymphe, récemment épanchée sur la partie antérieure des lobes frontaux de chaque côté du sillon inter-hémisphérique.

On trouvait une certaine quantité de liquide à la base. Sur toute la base existait un enduit récent qui agglutinait les parties et était beaucoup plus abondant sur le trajet des nerfs et des gros vaisseaux. On n'a pas trouvé de tubercules ni dans la scissure de Sylvius ni ailleurs. Le ventricule était distendu par du liquide et l'épendyme était plissé et ramolli. On y voyait un peu d'exsudat sur chaque plexus choroïdien. Du côté gauche du lobe moyen, existait un caillot ferme ayant les dimensions d'une plume et presque circulaire; intérieurement il était limité par la voûte optique qui était en partie détruite par le ramollissement qui l'environnait ; extérieurement ce caillot s'étendait jusqu'à une distance d'un demi-pouce de la périphérie ; en arrière, ce caillot s'étendait jusqu'à la partie la plus reculée de la couche optique, et en avant il avait partiellement détruit la circonvolution frontale, Autour du caillot, à peu près à un demi-pouce dans toutes les directions, le tissu cérébral était très ramolli. Les artères n'étaient ni athéromateuses, ni obstruées, il était difficile de les disséquer à cause des adhérences

Il n'y avait pas d'anévrysme et les sinus n'étaient pas oblitérés.

Les poumons étaient congestionnés, et la base du poumon gauche présentait des lésions de la pneumonie.

Le poumon gauche était rouge et granuleux à la section.

Cœur : aux valvules aortiques et mitrales existaient de larges et récentes végétations ; quelques-unes adhéraient même aux tendons de la valvule mitrale et offraient une extrémité libre ; une portion pouvait facilement se détacher. Il n'y avait pas de caillot dans le cœur et aucune altération dans l'endocarde. Dans le rein gauche existait une cicatrice en godet ; sous les autres rapports, les reins étaient normaux. Tous les autres organes de l'économie étaient à l'état normal. (*Kinsg college hospital.*)

Observation XVII

Aphasie, embolie de l'artère sylvienne

(Dr S. Eisenchitz, dans Jahrbuch für Kinderheilkunde und physische erziehung. — 2e volume, année 1869, page 93.)

Je publie le cas suivant d'aphasie, par la raison que des observations d'*altération isolée de la parole ont un intérêt*, et ensuite, parce que le cas lui-même observé chez un garçon de 11 ans, est un fait très rare.

Le 7 mai de l'année 1869, on nous a amené un enfant, âgé de 11 ans, pensionnaire du 2e orphelinat municipal de Vienne. Le domestique, qui conduisait l'enfant, nous a donné les renseignements suivants : Pendant qu'il était à table avec ses camarades, il attira tout à coup l'attention de son entourage en poussant des sons inarticulés, et en indiquant avec les mains la tête et les oreilles, sans pouvoir donner un mot de renseignement et paraissant très troublé. Il était évident que l'enfant avait perdu complètement la parole. L'examen, qui a été fait immédiatement après qu'il a été reçu à l'hôpital, nous apprit que l'enfant avait conservé complètement son intelligence, que tout ce qu'on lui disait, il le comprenait et qu'il pouvait aussi se faire comprendre d'une manière intelligente par des signes.

Interrogé si, au moment où il avait perdu la parole, il avait éprouvé quelque chose de particulier, il montra la moitié droite de la tête, et plus tard aussi, il écrivait d'accord avec les signes qu'il avait faits, qu'il avait senti subitement une forte douleur dans la tête dans l'endroit indiqué. Sa manière de s'exprimer par l'écriture était correcte et en rapport avec son éducation.

L'enfant, à sa réception, pouvait également prononcer nettement et distinctement.... jà (oui), si on lui demandait de dire (nein), c'est-à-dire, non, il disait d'une manière incompréhensible (ei); aussi quand il prononçait son nom Antoine il disait A—O, laissant de côté les consonnes; l'enfant pouvait lire sans être aidé, comprendre ce qu'il lisait, et écrire de mémoire quelques mots et même quelques phrases entières.

Le corps de l'enfant est relativement gros, bien constitué et ses muscles bien développés et bien nourris; la peau était pâle, la température normale; l'examen des poumons donnait partout à la percussion de la sonorité et à l'auscultation un bruit vésiculaire normal.

Cœur. La pointe du cœur battait un peu en dehors et en bas du mamelon; au 5e espace intercostal elle soulevait et faisait vibrer la paroi thoracique dans une grande étendue; la matité précordiale commençait au niveau du bord inférieur de la 4e côte et débordait un peu le bord sternal gauche. Au 1er temps on entendait un bruit de souffle fort, râpeux; le 2e bruit du cœur, au niveau de l'artère pulmonaire, était très accentué.

Dans les autres organes on ne constatait rien d'anormal.

Les troubles moteurs n'ont existé, ni au moment de son entrée à l'hôpital, ni immédiatement après l'attaqne. L'enfant était venu à pied. Après 24 h., une remarquable amélioration se fit dans l'état de l'enfant ; il pouvait prononcer des mots entiers et même de courtes phrases avec assez de netteté, et entre l'intention de prononcer un mot et la prononciation même du mot, il restait un intervalle sensible qui était franchi avec un certain effort.

28 h., après avoir préalablement dormi, l'enfant put parler complètement et couramment.

Le diagnostic embolie a été porté en se basant sur l'apparition soudaine de la perte de la parole et sur l'existence d'une insuffisance mitrale. Egalement on a pu *à priori* porter un bon pronostic; car une branche périphérique seulement a pu être bouchée, et par conséquent, il était à présumer, que la circulation collatérale s'était établie avant qu'il fût survenu une altération secondaire : hémorrhagie ou ramollissement.

Il y avait toutefois une réserve à faire à ce pronostic favorable, motivée par la possibilité de la production d'une obstruction d'une artère plus volumineuse.

Observation XXVIII

Hémiplégie et aphasie avec hémichorie à la suite d'endocardite.

Dr Wrany, dans Oesterreichisches jahrbuch fur paediatrik. Wien, 1872, page 12.)

Un enfant, âgé de 9 ans, est entré à l'hôpital François-Joseph de Prague, sur lequel le docteur Salmon nous a donné les renseignements suivants.

Wenzel, enfant d'un père syphilitique, a eu autrefois les fièvres intermittentes et la scarlatine, et fréquemment aussi il avait de l'otorrhée. Depuis un an, ses parents se sont aperçus qu'il avait des mouvements convulsifs involontaires, qu'ils considéraient comme une mauvaise habitude prise par lui ; 16 jours avant son entrée à l'hôpital, il fut trouvé dans son lit sans connaissance et ayant la respiration stertoreuse. Trois jours après, son intelligence revint, mais il conserva la paralysie complète des membres supérieur et inférieur du côté droit et de la face du même côté. Il avait de plus des mouvements choréiques du côté gauche. La sensibilité cutanée à droite était diminuée, à gauche elle était augmentée; au niveau du grand trochanter droit existait une petite eschare. Le centre des deux cornées offrait un trouble opalin; les pupilles étaient également dilatées et réagissaient à l'action de la lumière; les mouvements de la langue étaient normaux; l'enfant entendait, voyait et comprenait tout, mais ne pouvait émettre aucun son articulé. Rien aux poumons. La matité précordiale n'était pas augmentée et au niveau de la tricuspide, on entendait un souffle doux au 1r temps. Le ventre était aplati, l'appétit était bon, les selles et la miction involontaires, pas de fièvre. Insomnie et agitation pendant la nuit; depuis le 21 jusqu'au 25 octobre, les mouvements convulsifs du côté gauche avaient un peu diminué, tout en conservant le caractère choréique; l'enfant était plus tranquille et plus doux, l'impulsion cardiaque moins forte. Les bruits de souffle de la tricuspide étaient plus nets; les deux membres du côté droit étaient un peu œdématiés et surtout un peu froids à leurs extrémités. Le pouls à droite était à peine appréciable au toucher; légère fièvre vers le soir.

Le 25, l'enfant était triste et troublé; la nuit a été moins bonne que la précédente

Le 26 octobre, l'enfant, pendant toute la nuit, poussait des cris inarticulés; à midi, ses joues étaient fortement colorées; la température était égale des deux côtés du corps, mais elle n'était pas élevée; après-midi, l'enfant fut pris d'une grande agitation qui se manifesta surtout lorsqu'on l'examina. Le pouls était petit, très fréquent. L'appétit était modéré; pas de diarrhée.

27 octobre. Insomnie pendant la nuit.

29 octobre. Le pouls gauche à cause de la saillie des tendons était difficile à sentir. Distension considérable de la vessie.

Cependant il put uriner sans catéthérisme. Pas d'appétit.

30 octobre. Nuit sans sommeil; pas d'agitation des membres; double souffle au niveau de la mitrale aux deux temps. Toux fréquente; amaigrissement très manifeste.

1er novembre. Pas de sommeil, appétit plus vif, soif ardente, diarrhée abondante, diurèse abondante.

2 novembre. Agitation vers le soir et pendant la nuit paroxysme. Les mouvements dans les extrémités gauches avaient complètement disparu. Le souffle au cœur était plus intense; l'examen incommodait considérablement l'enfant. L'écoulement des oreilles était plus abondant, la diarrhée profuse.

7 novembre. L'appétit était diminué, les selles étaient tantôt diarrhéiques, tantôt solides; la moitié gauche du corps était tranquille; c'était seulement pendant les mouvements volontaires, que les extrémités gauches tremblaient et présentaient des mouvements désordonnés. Les mouvements de la face étaient égaux des deux côtés.

8 novembre. On voit survenir des troubles de l'intelligence; l'enfant reste apathique, et il ne semble pas reconnaître ses parents, ses amis. Pas d'appétit. Respiration difficile. A 6 heures du soir, la dyspnée devient plus considérable; les battements du cœur sont tumultueux et il pousse des cris fréquents. A 7 heures du soir, l'enfant qui n'avait pas pendant tout le temps de sa maladie prononcé le moindre son articulé, se met tout à coup à crier : « Ma mère, donne-moi... » A 8 1/2, la mort survient au milieu d'une grande agitation.

Autopsie. Elle est pratiquée le 10 novembre

La consistance et l'épaisseur des os du crâne ne présentent rien à noter. Les sinus de la dure-mère présentent un sang fluide; les circonvolutions sont aplaties à la surface.

La pie-mère sur divers endroits est épaissie, d'aspect laiteux; elle adhère à la partie inférieure de la scissure longitudinale; les veines engorgées sont très congestionnées. Au niveau de la bifurcation de la carotide interne gauche existe un caillot à extrémité fusiforme, jaunâtre, friable par place; ce caillot envoie un prolongement obturateur dans l'artère du corps calleux du même côté. Ce prolongement adhère aux parois du vaisseau et a deux lignes d'étendue; un autre prolongement s'avance dans l'artère sylvienne gauche; il y pénètre d'une longueur de deux lignes.

A la base de la scissure de Sylvius gauche, on voit une partie de la circonvolution antérieure de l'insula de Reil ramollie, ayant la dimension d'un haricot, grisâtre.

A la coupe on voit que ce ramollissement s'étend à la partie antérieure du noyau lenticulaire et, de là, dans la paroi latérale du ventricule latéral corespondant jusqu'au niveau du corps calleux, où il se termine.

La partie centrale de ce foyer de ramollissement offre une coloration sale, grisâtre; la partie périphérique est d'un gris jaunâtre, légèrement verdâtre.

L'avant-mur et le noyau caudé sont complètement intacts. Le reste de la substance cérébrale a la consistance normale et est légèrement congestionné.

Les ventricules des deux côtés sont également dilatés; l'épendyme est mou, légèrement ramolli.

Le poumon droit dans toute son étendue et le gauche dans le lobe inférieur sont très adhérents. Le tissu pulmonaire est mou, spongieux, œdémateux. La partie moyenne du lobe supérieur est d'un rouge brunâtre et hépatisée dans l'étendue d'une aveline. Le cœur est hypertrophié, ses parois épaissies, les cavités fortement dilatées, le tissu musculaire considérablement flasque, très friable, d'une coloration grisâtre à la face interne. Les fibres musculaires au microscope offrent un grand nombre de granulations graisseuses; leur striation est sur certains points moins nette et sur d'autres à la face interne elle a complètement disparu. L'endocarde dans le ventricule gauche et dans l'oreillette est épaissi et d'un trouble laiteux. Sur la bicuspide il est tuméfié et d'un gris rougeâtre et au bord correspondant de la valvule très opaque. Sur la valve postéro-latérale de la bicuspide s'étend dans une étendue de 27 millimètres une saillie irrégulière, solide, brunâtre, qui commence à l'angle postérieur et interne de l'orifice. Elle a 21 millimètres en largeur et 14 millimètres en hauteur au maximum; en bas cette saillie se prolonge sur quelques-uns des tendons filiformes qui naissent des muscles papillaires antérieurs. A la coupe, la saillie offre une consistance ferme, fibreuse et au microscope elle se caractérise par de la fibrine coagulée, infiltrée de corpuscules sanguins. La rate a quatre pouces de long sur trois pouces de large et présente un certain nombre d'infarctus; le foie est gros et congestionné; le rein gauche volumineux présente par ci par là des foyers d'infarctus. Le rein droit est très volumineux et présente des foyers d'hémorrhagie et quelques points d'infarctus.

Nous pouvons résumer l'autopsie de la manière suivante.

Thrombose partielle de l'orifice auriculo-ventriculaire gauche à la suite d'endocardite ; dégénérescence graisseuse du cœur; nécrobiose, ramollissement des circonvolutions de l'insula et du noyau lenticulaire à la suite d'une embolie de l'artère sylvienne gauche; infarctus des reins et de la rate. Adhérence des deux plèvres, pneumonie lobulaire du lobe supérieur droit et œdème pulmonaire.

Observation XXIX (inédite).

Due à l'obligeance de M. Métaxas, interne à l'hôpital Laënnec.

Rétrécissement mitral, hémiplégie droite, aphasie.

Dupont (Louise), âgée de 63 ans, profession : ménagère, entre le 15 décembre 1878, salle Sainte-Thérèse, lit 12, service de M. Blachez, hôpital Necker.

La malade ne s'est jamais plainte que de battements de

cœur qui datent de l'enfance ; ces battements sont surtout devenus pénibles depuis une dizaine d'années.

Elle n'a jamais eu de rhumatisme.

— Il y a dix ans, ces battements de cœur étaient devenus très forts, les jambes s'étaient enflées, une congestion pulmonaire était survenue, elle entra à l'hôpital Cochin, elle y resta deux semaines environ. Six mois après, elle revenait dans le même hôpital et pour les mêmes motifs ; cette fois elle y resta sept semaines ; — l'année dernière, les mêmes accidents s'étant reproduits pour la troisième fois, elle entra à l'hôpital Lariboisière et subit un traitement pendant un mois environ.

Trois jours avant son entrée dans notre service (15 décembre), cette femme eut une attaque d'apoplexie, elle perdit connaissance pendant quelques heures ; lorsqu'elle revint à elle, le bras droit était paralysé, la jambe du même côté avait conservé tous ses mouvements. La bouche était déviée du côté gauche. La malade ne pouvait prononcer aucune parole. — Ce dernier phénomène attire principalement notre attention depuis l'entrée de la malade. Louise Dupont prononce bien la majorité des mots ; mais il en est qu'elle ne peut prononcer malgré tous ses efforts et cet état l'impatiente. — Si on lui met un livre sous les yeux, elle prête toute son attention, prononce certains mots, hésite devant d'autres, puis voyant qu'elle ne peut prononcer les mots, qu'elle en oublie la signification, elle rejette le livre. — Louise Dupont ne peut pas écrire non plus bien que le bras droit soit libre dans ses mouvements ; nous avons dit que la paralysie existait, mais qu'elle était incomplète ; nous lui disons d'écrire fourchette, elle écrit *ch* .... si on lui dit d'écrire les lettres une à une, elle en écrit quelques-unes, mais il y en a qu'il lui est impossible d'écrire, l'*r* principalement.

— Examen du cœur.

— Roulement présystolique à la pointe. Dédoublement du deuxième temps qu'on entend bien à la base. A la pointe le deuxième bruit paraît prolongé, quelquefois on entend le dédoublement.

29 octobre. — La paralysie du bras droit s'est considérablement améliorée, la malade parle beaucoup mieux. Elle est envoyée en convalescence au Vésinet.

OBSERVATION XXX (personnelle).

Bergerot (Henri), âgé de 41 ans, mécanicien, est entré le 20 avril 1880 à l'hôpital Cochin, service de M. Bucquoy.

Ce malade, à son entrée à l'hôpital, est atteint d'une bronchite chronique dont il souffre, dit-il, depuis 1867. Depuis deux ans, il se plaint de palpitations de cœur; à l'âge de 14 ans le malade a eu une attaque de rhumatisme; le rhumatisme était généralisé, il dura trois mois; il n'y a pas eu d'autre attaque.

M. Bucquoy diagnostique un rétrécissement mitral (intermittences cardiaques, souffle présystolique, dédoublement du deuxième bruit).

Le malade était dans le service depuis 12 jours, et il se promenait lorsque subitement il fut pris de cécité de l'œil gauche; naturellement très émotionné par ce fait, il ne perdit pas cependant connaissance, il ne tomba pas, il put même appeler à l'aide; on vint à son secours, on le coucha; le malade ne se souvient pas trop de ce qui se passa en ce moment; cependant il ne tarda pas à reprendre ses sens. Dès le lendemain il pouvait voir de son œil gauche; quelques instants après il remarquait également que le bras et surtout la jambe du côté droit ne pouvaient faire aucun mouvement; il voulait parler, mais ses paroles étaient incohérentes; il comprenait bien les questions qu'on lui posait, il ne pouvait y répondre et il s'impatientait de ne pouvoir répondre; il voulait lire le journal, mais c'était en vain; le sens des mots lui échappait, et bientôt il jetait le journal avec impatience; on lui présentait un crayon en lui disant de désigner l'objet: il montrait bien qu'il en connaissait l'usage, mais il ne pouvait dire crayon. Il était difficile de constater les troubles de l'écriture vu l'hémiplégie droite concomitante. L'hémiplégie droite était accompagnée d'hémianesthésie. Cet état ainsi caractérisé dura quatre jours, puis il y eut une amélioration progressive ; le le bras reprit de jour en jour plus de force, la jambe est encore dans un état de parésie notable, le malade ne marche encore qu'avec beaucoup de difficulté.

L'anesthésie du côté droit a disparu. L'amélioration est bien moins marquée pour ce qui concerne l'aphasie; mais cependant elle est réelle; le malade sait très clairement désigner tout objet qu'on lui présente, seulement il hésite beaucoup en parlant; il peut tenir une conversation suivie et il peut écrire son nom, son âge et sa profession, sans oublier aucune lettre, sans mettre un mot pour un autre.

OBSERVATION XXXI (personnelle).

Mariette (Edmond) est entré à l'hôpital de la Charité, service de M. Laboulbène, salle Saint-Michel, lit 2, le 3 juin 1880 ; profession : garçon épicier ; âgé de 31 ans.

— Ce malade est très aphasique et les renseignements qu'on peut avoir sur son état antérieur sont bien imparfaits ; toutes les formes du langage lui font défaut ; la parole est inarticulée, les gestes ne sont pas toujours en rapport avec l'idée ; enfin on ne vient jamais le voir ; de toutes façons nous nous trouvons très embarrassés en présence de ce malade.

— Cependant l'intelligence est conservée, on voit bien que le malade comprend toutes les questions qu'on lui pose ; on lui dit de fermer les yeux, d'ouvrir la bouche, de serrer la main gauche et il exécute bien tous ces mouvements ; il serre même avec la main droite avec beaucoup de force, et lorsqu'on lui dit de ne pas serrer si fort en lui disant qu'il fait souffrir, il sourit malicieusement ; mais si l'on veut le faire parler il ne pousse que des sons inarticulés ; par instants il laisse échapper un mot incompréhensible; cependant la langue jouit de tous ses mouvements; quelquefois les mots lui échappent involontairement. On lui présente une cuiller en disant : est-ce une assiette ? il répond machinalement assiette en scandant les syllabes, mais s'aperçevant bientôt qu'il s'est trompé, il paraît faire un effort de mémoire, fait signe qu'il ne trouve pas; on lui dit de chercher de nouveau, enfin il répond bien cuiller. Si on veut le tromper en donnant des appellations fautives aux objets qu'on lui présente, presque toujours il fait un signe négatif; si on dit le mot propre, il témoigne avec vivacité que cette fois c'est le mot juste.

Nous demandons au malade l'adresse de son maître pour qu'il puisse nous donner des renseignements sur son compte, il témoigne par signe tout le regret qu'il éprouve de ne pouvoir le dire, puis il semble réfléchir, enfin il se lève, prend dans la poche de son habit un papier sur lequel cette adresse est inscrite et il nous la montre.

Ce malade n'a jamais su lire ni écrire.

Il a eu une hémiplégie droite, mais son état s'est très amélioré, et comme nous l'avons dit il serre avec la main droite avec beaucoup de force; il marche facilement; pas de troubles de la sensibilité.

Ce malade aurait eu des accidents rhumatismaux en 1870; il n'a jamais eu la syphilis, il ne faisait pas d'excès de boisson, il aurait abusé du coït.

État du cœur. On perçoit un léger souffle à la pointe du cœur au premier temps; deux fois nous l'avons constaté, deux fois aussi nous n'avons pu le percevoir.

Mariette, à ce que nous croyons comprendre, a été frappé, il y a trois ans et demi; il est devenu subitement aphasique et hemiplégique du côté droit.

Observation XXXII (personnelle).

Romain Louis, 60 ans, peintre en bâtiments. Salle Sainte-Julie, lit n° 1; service de M. Ball; hôpital Laënnec.

Ce malade est entré à l'hôpital pour des palpitations cardiaques dont il se plaint depuis une dizaine d'années; il n'a jamais eu de douleurs rhumatismales, il n'a jamais eu de maladie de poitrine; en 1848 il a eu au retour d'Afrique les fièvres intermittentes; ces fièvres sont revenues à cinq ou six reprises différentes, elles ont cessé définitivement vers 1850. En 1862, il a eu une fracture de jambe dont il s'est du reste très bien remis au bout de quatre ou cinq mois; le malade déclare d'une façon péremptoire qu'il n'a jamais commis des excès alcooliques, il n'a jamais eu la syphilis, il faut seulement noter une blennorrhagie qu'il contracta en 1843.

En 1875, il allait entrer un jour dans une salle de spectacle, lorsqu'il fut pris d'un étourdissement soudain ; il tomba sans connaissance, la bouche était déviée du côté gauche, le bras et la jambe gauche étaient complètement paralysés; il resta cinq mois au lit; il parlait très bien trois ou quatre jours après l'attaque; le retour de la motilité se manifesta d'abord dans la jambe, puis il ne tarda pas à se manifester également au bras; au septième mois, la paralysie avait complètement disparu ; quant à la paralysie faciale qui s'était déclarée en même temps, elle n'avait duré que six semaines.

Trois mois après le rétablissement complet de sa santé, Romain portait des marchandises dans la rue; tout à coup, il perçut un sifflement très aigu par les deux oreilles, il fut pris d'un vertige, et malgré tous ses efforts pour se tenir debout, il serait tombé si on n'était venu à son aide; il n'avait pas perdu tout à fait connaissance; cette fois le bras et la jambe *droites* étaient paralysés, le bras plus que la jambe; il avait encore un peu de paralysie faciale; il resta trois mois dans cet état, *parlant facilement*; au bout de trois mois la paralysie avait encore disparu.

Cinq ou six mois se passent, nouvelle attaque; il mettait en ordre quelques échantillons de drap, lorsqu'il tomba tout à coup sans connaissance : le bras et la jambe droite étaient paralysés de nouveau ; il ne reprit ses sens qu'au bout d'une demi-heure ; il conserva *pendant quelque temps une certaine difficulté dans l'articulation des mots* ; au bout de quatre mois une amélioration notable se manifeste de nouveau, le malade peut se traîner dans la chambre, lorsqu'il survient une nouvelle et dernière attaque.

Cette fois encore, la paralysie est très prononcée au bras et surtout à la jambe du coté droit; mais ce qui attire principalement l'attention du malade, *ce sont des troubles de la parole très prononcés*; l'aphasie menaçante à l'avant-dernière attaque est survenue à la dernière et elle est très marquée. Aujourd'hui que Romain fait l'objet de notre observation, il ne peut articuler distinctement aucun mot, bien que sa langue ait conservé tous ses mouvements; il ne peut rien dire; on lui présente un objet, il ne peut le désigner par son nom ou il ne trouve le nom qu'au bout de 5 à 6 minutes; cependant il s'agit d'un verre, d'une cuiller, d'une assiette, de toutes choses qui sont tous les jours sous ses yeux; lorsqu'on veut le tromper sur la désignation de ces objets, il fait des gestes de dénégation, et il approuve avec vivacité, si on emploie le mot propre. Il ne peut dire de suite les jours de la semaine, il dit avec beaucoup d'hésitation lundi, puis après un long silence et avec une hésitation plus forte, jeudi; on lui fait observr qu'il se trompe, il fait signe qu'il reconnaît son erreur avec un air qui veut dire : « où avais-je la tête? » il réfléchit de nouveau, puis cinq minutes après en traînant sur les syllabes, il dit mardi et il paraît très heureux d'avoir dit juste. Du reste ses traits dénotent beaucoup d'intelligence. Le malade ne peut lire à haute voix, il lit pour lui seul, et il rit quand on lui en fait l'observation. Du doigt et de l'œil, il suit les lignes, il fait signe qu'il comprend bien, mais si on veut lui faire exprimer le sens de la dernière phrase, il ne se la rappelle déjà plus. Le malade écrit assez facilement son nom, sa profession, son âge; mais il lui est impossible d'écrire sous la dictée, même une seule phrase.

Son hémiplégie s'est améliorée, les mouvements sont surtout revenus du côté du bras et il serre avec force; ils sont moins bien revenus du côté de la jambe, car il la traîne un peu en marchant.

La sensibilité (générale ou sensorielle) n'a jamais été atteinte.

État du cœur. — On ne perçoit aucun souffle, mais l'irrégularité des battements est très remarquable, la matité précordiale est un peu augmentée dans le sens transversal, le pouls est petit, irrégulier, fréquent; on perçoit un peu de frémissement cataire, le malade se plaint de palpitations. Rien de particulier à signaler dans les autres organes.

Observation XXXIII (personnelle).

Maltet (Marie-Joséphine), âgée de 42 ans, profession : giletière, est entrée le 14 avril 1880, salle Saint-Nicolas, service de M. Legroux, hôpital Laënnec.

Cette femme n'a jamais eu de rhumatisme, n'a jamais souffert de palpitations; elle nie formellement avoir eu la syphilis; ses artères radiales ne sont nullement athéromateuses, seulement elle était habituellement mal réglée; quelquefois, il y avait même un retard d'un mois ; elle est aménorrhéique; jamais elle n'a eu d'enfants. A la fin du mois de janvier elle perdit subitement l'usage de la parole; c'était le soir, elle était debout : tout d'un coup, sans qu'elle perdît connaissance, sans même qu'elle eût éprouvé aucune sensation particulière, elle fut prise à la fois d'aphasie et d'hémiplégie droite; elle fut transportée immédiatement à l'hôpital Saint-Antoine; il lui est impossible de faire entendre dans quel service; elle y resta trois mois ; puis on la transféra à l'hôpital Laënnec le 14 avril.

Depuis ce temps, l'état de la malade ne s'est guère amélioré.

L'aphasie est très prononcée; la malade peut à peine prononcer quelques mots intelligibles; et voyant qu'elle ne peut se faire comprendre, elle s'impatiente et elle pleure ; ses gestes sont en rapport avec les sentiments qu'elle veut exprimer, mais si elle veut parler elle prononce des mots confus, dit oui quand il faut dire non, et si on lui signale son erreur, elle est la première à la reconnaître.

La paralysie du côté droit est complète, la malade ne peut

soulever ni le bras ni la jambe ; le bras est fléchi ; il peut être redressé sans douleur ; la sensibilité cutanée est conservée ; la vision de l'œil droit serait un peu moins bonne que celle de l'œil gauche, mais nous ne pouvons l'affirmer, étant donnée la grande difficulté qu'éprouve la malade à se faire comprendre, même par le geste ; la lecture est impossible.

Cœur. — Il existe un léger souffle à la pointe et au premier temps ; ce souffle se prolonge un peu en haut et à gauche ; quelquefois il fait défaut ; le pouls est régulier, jamais les jambes n'ont été enflées.

Rien aux poumons.

Aucun trouble des voies digestives.

Rien dans les urines ; troubles menstruels déjà signalés dans les antécédents de la malade.

Il faut principalement noter dans cette observation l'absence d'amélioration et de l'hémiplégie droite et de l'aphasie ; la malade a du reste bien conscience de cet état, car elle pleure constamment et se désespère.

Observation XXXIV (personnelle).

Ménétrier, Françoise, âgée de 22 ans, domestique, salle Saint-Barthélemy, service de M. Ferrand, hôpital Laënnec.

Malade depuis dix mois ; l'aphasie est tellement prononcée chez cette malade qu'elle ne peut donner aucun renseignements ni par la parole, ni par les gestes. Elle a pu seulement dire depuis combien de temps elle est malade ; pour cela elle a ouvert largement la main gauche, l'a fermée, puis l'a largement ouverte de nouveau signifiant ainsi qu'elle est malade depuis dix mois.

La malade ne peut lire le mot clef, elle ne peut reconnaître les lettres de l'alphabet ; or lorsqu'on lui demande ce que c'est qu'une clef, elle montre la serrure d'une porte.

On écrit le chiffre 12, on lui dit de nommer ce chiffre à haute voix, cela lui est impossible ; on lui prescrit d'en indiquer par signes la valeur ! elle ouvre largement les deux mains, les referme et ne lève plus que deux doigts; on place au dessous de 12 le chiffre 24; on lui dit d'additionner avec la plume : elle ne peut le faire; elle arrive à faire la même addition en comptant sur ses doigts. Interrogée si elle savait additionner avec la plume avant d'avoir eu son atttaque elle répond affirmativement. La malade ne peut écrire que les premières lettres de son prénom Françoise, mais elle écrit bien toutes les lettres à la suite les unes des autres : Franç...

Quant au bras et à la jambe, ils sont moins paralysés que dans les premiers temps ; la jambe droite peut être facilement soulevée, les orteils peuvent se fléchir, et la malade exécute fort bien les mouvements qu'on lui prescrit.

Le bras droit a également repris ses mouvements ; les doigts sont un peu fléchis, mais ils peuvent être facilement redressés sans douleur.

La sensibilité est conservée des deux côtés; la sensibilité des muqueuses buccale, oculaire et nasale est également intacte. La malade voit aussi bien de l'œil gauche que de l'œil droit.

Examen du cœur. — Les battements du cœur sont normaux ; ils sont réguliers, et bien frappés; le 1er temps est un peu sourd. La malade n'a jamais eu de palpitations, les jambes n'ont jamais été enflées.

Rien aux poumons. — La malade a bon appétit, elle va bien à la selle, rien à noter dans l'examen du foie et celui de la rate.

La malade est habituellement bien réglée ; l'écoulement menstruel dure trois à quatre jours et il est modéré.

Rien dans les urines. — Il n'existe aucune trace d'une affection syphilitique antérieure.

Nous avons eu quelques renseignements précis sur les antécédents de la malade, par une de ses voisines, qui remplissait le rôle d'infirmière dans le service de M. G. Sée, à l'époque où Françoise Ménétrier perdit la parole. Celle-ci était depuis un mois dans ce service pour des douleurs rhumatismales, siégeant à la nuque; elle avait un peu de torticolis, mais elle ne souffrait sur aucun autre point. Tout d'un coup, un matin elle perdit subitement l'usage de la parole; en même temps se déclarait un hémiplégie droite; la bouche n'était aucunement déviée; elle perdit également connaissance. Il est important de remarquer que cette perte de connaissance a duré très longtemps; pendant trois mois la malade n'a pas cessé d'être plongée dans un état de collapsus des plus prononcés. On s'attendait toujours, dit l'infirmière, à la voir sucomber; bientôt une *eschare se déclara à la région sacrée*, eschare qui prit de très *grandes dimensions* en largeur et profondeur; cependant peu à peu ces phénomènes si graves se sont amendés; aujourd'hui l'eschare a disparu, la malade a toute sa connaissance; seulement elle est très aphasique ainsi qu'il a été dit plus haut.

Observation XXXV (personnelle).

Lebert, 50 ans, ménagère, service de M. Legroux, salle Saint-Vincent, lit 26.

Le dimanche de Pâques de la présente année (1880), la malade, qui n'accuse comme antécédents morbides que des métrorrhagies fréquentes, perd subitement connaissance vers le soir et elle reste trois jours dans cet état; le bras droit et la jambe droite sont complètement paralysés; il y a en même temps perte de la parole, mais celle-ci n'est pas complète; elle peut mais avec beaucoup d'efforts se faire comprendre; depuis ce jour amélioration rapide des symptômes; en quelques semaines les mouvements ont commencé à revenir, mais leur retour a été beaucoup plus prononcé et plus rapide pour la jambe que pour le bras; la malade, qui s'exprime aujourd'hui assez nettement, explique qu'antérieurement elle avait toute sa connaissance, mais que les mots lui manquaient pour exprimer sa pensée.

État actuel.

L'aphasie a presque disparu; l'usage des mots est revenu; il faut noter encore un peu d'hésitation dans l'énoncé de certaines lettres (l'*r* surtout); elle lit assez bien quelques phrases d'un livre dont elle comprend bien le sens, mais après quelques minutes elle dit que cette lecture la fatigue trop. On ne peut constater les troubles de l'écriture; la paralysie du bras droit s'y oppose. La paralysie du bras droit est ce qui inquiète le plus actuellement la malade, elle est encore prononcée ; les doigts sont un peu fléchis ; il semble à la malade qu'elle remue ce membre un peu plus aisément depuis quelques jours ; les doigts fléchis peuvent être redressés facilement sans douleur. La jambe peut être soulevée, mais lorsqu'on la fléchit et qu'on dit à la malade d'étendre le membre, l'extension ne se fait qu'avec très peu d'énergie; elle devient impossible pour peu qu'on s'y opppose.

La sensibilité est égale des deux côtés ; jamais la malade n'a présenté de troubles sensoriels d'aucune sorte.

Au moment de l'attaque et depuis ce jour, elle a toujours entendu des deux côtés ; elle n'a pas eu particulièrement de troubles de la vision de l'œil gauche ; il semble à la malade que sa vue se soit affaiblie également des deux côtés ; la sensibilité cutanée et la sensibilité de la muqueuse buccale n'ont jamais été non plus altérées.

État du cœur.

On ne peut pas dire qu'il existe un souffle au cœur, mais le premier bruit est manifestement mal claqué, il est très rude. La malade se plaint de palpitations depuis deux ans, elle n'a jamais eu les jambes enflées.

Les artères radiales ne sont pas athéromateuses. — L'examen des autres fonctions ne présente rien à noter.

Il faut remarquer ici principalement une amélioration rapide de l'aphasie et de la paralysie de la jambe droite; seul le bras reste encore sérieusement atteint; la malade ne peut le mouvoir ; *ce bras est fléchi mais il peut être facilement r placé dans l'extension et sans douleur.*

Observation XXXVI (personnelle).

Baltz, Henri, 37 ans, ébéniste, entré le 12 mars 1879, salle Sainte-Geneviève, service de M. Legroux, lit 11, hôpital Laënnec.

Il y a quatre ans et cinq mois que Baltz est malade ; il nous faut pour obtenir ce 1er renseignement du malade dix minutes; cela donne déjà une idée du degré d'aphasie qu'il présente ; il comprend bien les questions qu'on lui pose ; mais il réfléchit longtemps avant de répondre, puis il répond par deux ou trois mots et en paraissant faire un grand effort; l'articulation est très mauvaise, mais toujours il ne lance que les mots indispensables pour exprimer l'idée; voici ce que nous avons pu obtenir :

Le malade a été pris tout d'un coup; quand on lui dit : est-ce tout d'un coup ? ses gestes sont très expressifs, très affirmatifs ; il a eu un étourdissement vers 10 heures, tandis qu'il travaillait; il était debout, il n'est pas tombé, on a apporté une chaise et il s'est assis; il gardait toute sa connaissance, mais il ne pouvait parler ; on l'a mis au lit ; bientôt le malade remarquait que le bras droit était paralysé, que la jambe droite l'était également, et l'un autant que l'autre ; voilà trois ans que les mouvements sont revenus à la jambe; voilà un an qu'ils sont revenus au bras ; voilà quinze mois que le malade peut dire quelques mots, mais on sait déjà avec quelle difficulté !

Le malade serre avec beaucoup de force de la main droite; il étend avec force la jambe droite, quelle que soit l'énergie avec laquelle on veuille s'opposer à l'extension ; la sensibilité est conservée au bras et à la jambe ; celle des muqueuses est également intacte; mais nous ne pouvons savoir, si, à une époque antérieure, le malade a présenté des phénomènes d'anesthésie ou d'hypéresthésie d'aucune sorte.

La mobilité de la langue est parfaite.

Interrogé pourquoi il met tant de temps à répondre, il

nous fait comprendre que les mots ne lui viennent pas; son intelligence est nette; ses voisins disent qu'il joue très bien une partie de dames et qu'il les gagne tous ; on lui demande si le fait est vrai; il fait signe que oui en prenant un air malin.

On présente au malade divers objets; il arrive toujours à les désigner par leur nom; mais ce n'est pas, nous l'avons déjà dit, sans beaucoup d'hésitation et de réflexion. Il arrive à compter de 1 à 14; à 14 il s'arrête longtemps, puis comme impatienté de ne pas avoir trouvé le mot plus tôt, il prononce 14; il arrive ensuite facilement jusqu'à 20.

Le malade arrive à écrire assez facilement ses nom, prénoms et la date du jour; il ne peut écrire sous la dictée.

L'examen du cœur fait percevoir nettement les signes d'un rétrécissement mitral; on peut dire que rien ne manque à l'exposé symptomatique: roulement diastolique, souffle présystolique, dédoublement du 2me bruit, il n'y a pas de faux pas; le pouls n'est pas très irrégulier.

Antécédents. Ils sont négatifs: pas de maladie de poitrine, jamais de syphilis; il faut noter cependant que le malade est tombé deux fois sans connaissance: une fois pendant qu'il était encore à l'école, une autre fois il y a six ans; cette fois, il perdit ses sens pendant une minute; nous ne pouvons en savoir davantage sur ce point; pas d'antécédents rhumatismaux.

Observation XXXVII (personnelle).

Mommé, 52 ans, passementier, entré, il y a deux ans, à l'hôpital Laënnec, service de M. Damaschino, salle Sainte-Ludevine, lit n° 1. Ce malade avait des palpitations de cœur; les jambes étaient enflées et il était très gêné pour respirer; au bout de deux mois de séjour à l'hôpital, une amélioration notable s'étant produite dans son état, Mommé voulut servir comme infirmier, mais au bout de dix jours il fut obligé d'interrompre son service et il fut remis de nouveau en traitement le 13 novembre 1878.

Il y avait 8 mois que cette situation se prolongeait, lorsque en servant le vin aux autres malades, il sentit, pour employer son expression, « quelque chose qui descendait dans l'intérieur de la poitrine », et subitement il perdit l'usage de la parole; le bras et la jambe droite ne furent pas paralysés, mais devinrent manifestement plus faibles que le bras et la jambe gauche ; enfin, et ce fait est bien intéressant, le malade ne perdit pas connaissance ; il éprouva alors un violent mal de tête, mais il ne peut dire de quel côté de la tête il souffrait le plus ; la vue se troubla, mais nous ne poupouvons savoir si elle se troubla d'un seul côté seulement ou des deux côtés ; la sensibilité cutanée du bras et de la jambe droite était conservées.

Les jours suivants, le malade éprouva, et il éprouve toujours depuis, des étourdissements, une grande faiblesse de vue ; il a fréquemment mal à la tête ; il a parfois des bourdonnements d'oreille, mais il entend bien des deux côtés.

Depuis ce temps la force est revenue complètement au bras droit ; le malade marche sans hésitation, ne traînant pas la jambe droite, seulement il sent que cette jambe se fatiguerait plus tôt que la jambe gauche.

La sensibilité cutanée semble altérée au niveau de la face dorsale de l'avant-bras droit, et à la face aux deux joues ; la sensibilité des muqueuses olfactive, buccale et oculaire n'est pas altérée.

Le malade parle beaucoup mieux qu'il y a six mois, mais la difficulté de prononcer des mots s'accuse surtout, lorsqu'il s'anime; alors il bégaie, il ne trouve plus les mots ; il peut tenir une conversation suivie ; il répond bien aux questions qu'on lui pose, avec un peu d'hésitation seulement. Mais l'aphasie se prononce surtout lorsque nous voulons lui faire répéter une phrase un peu longue; c'est ainsi que pendant dix minutes nous avons essayé vainement de lui faire dire les quatre premiers vers de la fable : la Cigale et la Fourmi ; il peut dire un vers, puis l'autre, mais jamais les quatre de suite, il finit par dire qu'il n'y arriverait jamais, qu'aussitôt appris les mots étaient oubliés; il ne peut énumérer les douze mois de l'année.

Le malade ne peut lire les lettres du mot bouteille ; il dit qu'il ne voit pas ce mot ; on espace les lettres qui entrent dans la composition de ce mot, en leur donnant la même dimension ; il lit très bien les lettres ; on écrit des unités, il les lit ; on écrit des dizaines, il dit « qu'il n'y voit plus ».

Nous voulons lui faire écrire son nom, son âge, sa profession ; il arrive à écrire son nom et écrit les premières lettres du mot passementier ; il fait signe ensuite que ses idées s'obscurcissent, qu'il ne peut aller plus loin.

Le malade voit très bien les couleurs et les désigne par leur nom.

État du cœur. — Il existe incontestablement au cœur un rétrécissement mitral ; on entend un souffle présystolique et un roulement présystolique avec dédoublement du deuxième temps ; le pouls n'est pas très irrégulier.

Rien aux poumons ; le malade, après avoir servi pendant 7 ans, dit qu'il a été réformé au milieu d'un nouveau congé pour avoir craché le sang.

Il nie formellement avoir eu la syphilis.

Pas d'antécédents alcooliques ni rhumatismaux.

ANATOMIE PATHOLOGIQUE ET PATHOGÉNIE

Nous présentons au lecteur quinze cas d'aphasie cardiaque avec autopsie, ils forment la base de ce travail; voyons quelles sont les lésions qui ont été observées 1° du côté du cœur, 2° du côté du cerveau.

Lésions cardiaques

— Un premier fait bien remarquable s'offre à notre observation, c'est la fréquence des altérations valvulaires, qu'elles soient isolées ou accompagnées d'autres lésions ; dans deux cas seulement elles font défaut: dans le premier, on note exclusivement la friabilité de la fibre musculaire, et la présence de caillots à la partie interne de l'auricule gauche; dans le deuxième, une hypertrophie considérable du cœur gauche avec une petite tache athéromateuse sur la valve antérieure de l'orifice aortique ; dans deux autres encore on note bien un léger épaississement du bord libre de la valvule mitrale, mais il ressort bien que ce n'est pas la lésion dominante : ainsi dans le 1er cas on note l'existence de plusieurs plaques athéromateuses à l'aorte, dans le 2e l'existence de concrétions sanguines de formation ancienne adhérant à l'endocarde, ramollies dans certains points. L'altération des valvules est la règle ; Jackson, tout en faisant remarquer que la cause de l'obstruction de l'artère sylvienne est généralement l'embolie, dit que dans vingt cas le cœur était plus ou moins affecté, et que dans trente autres il y avait une affection des valvules (Hammond).

Remarque. — Les altérations de la valvule mitrale sont plus fréquemment observées que les lésions aortiques, c'est là un point très intéressant qui ressort de l'examen clinique. Dans le cas présent nous ne pouvons citer un seul fait de lésion isolée des valvules sigmoïdes de l'aorte ; dans un cas on avait bien constaté pendant la vie un pouls régulier, bondissant et dépressible, mais à l'autopsie on trouva concurremment des lésions mitrales et aortiques ; ce que nous avons surtout constaté dans les nécropsies c'est la concomitance des lésions aux deux orifices, et la prédominance des altérations de la valvule mitrale.

Schutzemberger, établissant que le cœur est le point de départ le plus ordinaire des corps obturants, dit : «sur 18 cas d'obturation artérielle avec affection du cœur que j'ai analysés, 12 fois des corps solides s'étaient développés sur la valvule mitrale seule, 4 fois sur les valvules aortiques et la valvule mitrale simultanément, 1 fois sur les valvules aortiques seules, 1 fois sur les parois dans un cas d'insuffisance de la valvule mitrale. (Gazette médicale de Strasbourg 1857.)

Virchow, Senhouses Kirkes, Ruht, Strohl arrivent à des conclusions analogues. (Schutzenberger, Gazette médicale de Strasbourg, 1857.)

Quelles sont ces altérations?

I. Au niveau de la valvule mitrale nous notons d'abord :

1° — L'existence de *dépôt fibrineux* sur les deux valves, de consistance variable dans deux cas; dans le premier il s'agissait d'une femme de 28 ans, qui avait accouché un mois avant son entrée à l'hôpital et avant l'apparition des phénomènes emboliques; dans le deuxième cas on était en présence d'une thrombose partielle de l'orifice auriculo-ventriculaire gauche à la suite d'une endocardite, chez un enfant de 9 ans.

2° — Parfois les lésions ont paru aux observateurs plus consistantes que celles de dépôt fibrineux; ils parlent *de végétations;* elles étaient constatées : 1° chez un garçon de 12 ans qui n'avait offert pendant sa vie que des apparences scrofuleuses ; 2° chez une femme de 30 ans; cette femme avait eu une attaque de rhumatisme 12 ans auparavant, et elle se plaignait de palpitations depuis 8 ans, les végétations étaient verruqueuses et siégeaient dans l'infundibulum du côté de l'oreillette; 3° chez une femme de 54 ans dont les antécédents n'ont pas été indiqués, les végétations étaient polypiformes; 4° chez une fille de 16 ans, qui avait eu deux attaques de rhumatisme, dont la première était survenue 8 ans, et la deuxième 7 ans avant l'apparition des accidents emboliques ; la valvule mitrale présentait de petites masses rouges en même temps que des concrétions calcaires.

3° Dans trois observations, on note l'orifice mitral épaissi, (bords libres et tendons); dans les deux premières, il y avait en même temps dépôt de matière sosseuses sur les valvules aortiques ; dans le cas de Trousseau, le rétrécissement qu'on constatait était fibro-cartilagineux. Dans les trois cas, les sujets étaient du sexe masculin.

II. Au niveau de l'orifice aortique :

Les lésions observées ne sont pas, avons-nous dit, aussi fréquentes que les lésions mitrales ; nous constatons une fois la présence de matières osseuses sur les valvulves sigmoïdes, mais il existait en même temps un rétrécissement mitral avec insuffisance; dans un autre cas où les mêmes valvules étaient le siège de récentes végétations, on observait simultanément des végétations semblables sur la valvule mitrale ; il convient, il est vrai, d'ajouter que, si l'orifice lui-même n'est pas altéré, à son voisinage à la naissance de la crosse on constate le plus souvent l'existence de plaques athéromateuses ; ces plaques peuvent être le point de départ de coagulations sanguines, elles peuvent aussi constituer par elles-mêmes en se détachant des caillots migrateurs; nous mentionnons simplement le fait, notre étude se bornant aux lésions cardiaques.

III. Au niveau des parois :

Nous ne pouvons citer un cas d'endocardite aiguë ayant déterminé des phénomènes emboliques et ayant été suivis de mort; l'enfant dont nous avons déjà parlé et qui eut une thrombose partielle de l'orifice auriculo-articulaire gauche à la suite d'une endocardite, avait eu la scarlatine à une époque antérieure; l'auteur ne dit pas à quelle époque remonte l'endocardite. « Dans la majorité « des cas les affections cardiaques, cause première des « accidents, sont devenues chroniques ; dans trois seu- « lement l'endocardite était peu ancienne et ne datait « que de quelques semaines. » — Schutzenberger (Gazette médicale de Strasbourg, 1857.)

Il peut survenir des embolies et des infarctus sans qu'il soit possible d'en découvrir le point de départ.

« L'endocardite peut être, par exemple, tout à fait passagère et déterminer pendant sa durée des exsudats entraînés par le sang dans les viscères ou dans les membres, d'où des embolies et des infarctus sans qu'il soit possible de retrouver à l'autopsie les traces de l'inflammation primitive du cœur. » — (Feltz. Traité clinique et expérimental des embolies capillaires.)

Certaines causes spéciales d'altération de l'endocarde pouvant donner naissance à des caillots migrateurs en dehors de la diathèse rhumatismale doivent ici être rappelés.

1° Une plaie pénétrante du cœur provoque souvent l'inflammation de l'endocarde, celle-ci est plus ou moins vive et l'on peut voir survenir à une époque quelquefois très éloignée des accidents emboliques.

2° M. Lancereaux a appelé l'attention sur les altérations de l'endocarde de nature syphilitique. « Les parois des cavités du cœur sont le siège habituel de l'altération ; les valvules et les orifices restent, dit M. Lancereaux, le plus souvent intacts ; une fois cependant il existait un épaississement du bord libre de la valvule mitrale et la valvule tricuspide, siège d'un semblable épaississement, présentait à sa partie moyenne une perforation large de plus de 1 centimètre. Ces dépôts syphilitiques du cœur sont soumis à la même évolution pathologique que les gommes du tissu cellulaire, c'est-à-dire que, s'ils ne sont pas résorbés, ils peuvent altérer les parties voisines, de là issue possible de la substance qui les compose dans les cavités cardiaques, embolie et infection générale ainsi que semble le démontrer un fait signalé par Oppolzer. Un homme, atteint de syphilis, est tout à coup frappé d'hémiplégie et succombe au bout de quelques jours. On constate à l'autopsie un ramollissement du lobe moyen de l'hémisphère avec oblitération de l'artère sylvienne; l'auteur ajoute ensuite : l'endocarde le plus souvent s'oppose à cette fâcheuse terminaison, mais l'endocardite par propagation est possible ; l'endocarde étant altéré, des coagulations sanguines peuvent se produire à son contact. M. Lancereaux appelle encore l'attention sur la production possible d'embolies dans l'endocardite puerpérale et dans l'endocardite liée aux fièvres intermittentes ; ces embolies conduisent, il est vrai, rapidement à l'infection générale, mais au milieu de l'ensemble symptomatique peut survenir l'aphasie ; et il faudra savoir en reconnaître la cause.

3° « L'endocardite puerpérale, dit M. Lancereaux, produit un tissu exubérant qui amène le gonflement de la valvule et dont la destruction est pour ainsi dire fatale. »

« 4° Il existe, dit-il encore, une forme d'endocardite végétante, localisée de préférence aux valvules sigmoïdes de l'aorte, commune chez les individus affectés de fièvre intermittente et qui, à cause de la localisation de ses caractères anatomiques, de son évolution, n'est pas sans avoir quelque rapport avec l'intoxication palustre. »

5° Enfin l'endocardite ulcéreuse qui apparaît dans le cours des fièvres éruptives, surtout de la scarlatine, qui survient par le fait de l'alcoolisme, ou qui est encore le fruit de la misère et des privations, peut donner naissance à des embolies par l'ouverture de foyers dans les cavités cardiaques. Tantôt, dit M. Jaccoud, les effets en sont purement mécaniques, et il n'y a que des désordres locaux produits en toute circonstance par l'obturation d'un ou de plusieurs rameaux artériels, tantôt avec ces effets mécaniques locaux coïncident des accidents d'infection.

Peut-on admettre, en l'absence de toute lésion portant sur la membrane interne du cœur soit au niveau des orifices, soit au niveau des cavités elles-mêmes, la possibilité de coagulations intra-cardiaques? les travaux de Bouillaud, de Schutzemberger, de M. Bucquoy, les leçons de M. Vulpian ne laissent pas de doute à cet égard; ces coagulations sont possibles.

Les causes que l'on a invoquées sont nombreuses.

1° Le ralentissement est pour M. Schutzemberger une cause puissante de coagulations sanguines dans le cœur; pour lui une dilatation considérable du cœur, la syncope, l'emploi peu mesuré de la digitale dans le cours des maladies du cœur, une émotion morale forte pourraient produire ces coagulations par le fait d'un ralentissement du courant sanguin.

M. Vulpian fait observer que le ralentissement n'est qu'une cause adjuvante; le sang ne se coagule qu'environ 6 ou 8 heures, après la mort, lorsqu'il n'y a pas d'altération des parois.

Il est certain que le ralentissement provoqué par un affaiblissement des contractions cardiaques dû à une myocardite, à une dégénérescence graisseuse, à des adhérences du péricarde, concourt puissamment à la formation des concrétions sanguines; dans nos observations nous notons trois fois une dégénérescence graisseuse des fibres musculaires du cœur. Dans le premier cas, on constatait en même temps une endocardite; dans le deuxième, la dégénérescence coïncidait avec la présence de petits nodus jaunâtres sur les valvules aortiques et un peu d'épaississement de la valvule mitrale ; dans le troisième enfin, la dégénérescence était incontestablement la lésion dominante, le cœur était dilaté, les valvules étaient saines, il n'y avait qu'un caillot à la partie interne de l'auricule gauche ; c'est par l'affaiblissement des contractions cardiaques qu'il faut encore s'expliquer l'apparition des phénomènes emboliques dans les convalescences de longues maladies.

II. — État du sang. M. Bouillaud dit qu'il existe constamment chez les sujets qui succombent à une pleuro-pneumonie aiguë franche parvenue à son second degré, des coagulations fibrineuses dans le cœur.

Andral et Gavarret ont depuis longtemps constaté une augmentation de fibrine dans les maladies inflammatoires et cachectiques. Nous notons ici : le rhumatisme, l'état purpéral, la phthisie, la tuberculose, le cancer ; les coagulations tendront surtout à se produire dans les cavités du cœur à cause de l'irrégularité des parois et de l'intrication des colonnes charnues. (Bucquoy, thès. d'Agrég. 1863).

M. Feltz invoque en outre la diminution des sels dans les maladies scorbutiques.

La possibilité de la formation de concrétions sanguines dans le cœur en l'absence de toute altération des parois, ne peut donc faire doute ; mais quel en est le siège ? C'est là, pour nous, le point capital ; or, les auteurs ne s'accordent pas sur cette question.

Pour M. Bouillaud, les cavités droites sont celles où l'on rencontre le plus souvent ces concrétions, les oreillettes y sont plus sujettes que les ventricules.

Pour M. Hardy, les deux côtés sont également susceptibles de contenir des caillots.

C. Legroux fait observer que le sang artériel est plus plastique que celui des veines.

Le sang, dit M. Vulpian, est plus disposé à se coaguler dans certaines parties du cœur que dans d'autres ; il se coagule surtout dans la partie à demi-cloisonnée de la pointe des ventricules et des auricules ; les concrétions emboliques partant du cœur, dit-il plus loin, proviennent surtout des auricules; aussi faut-il toujours avoir soin d'examiner les cavités de ces auricules, car il n'est pas rare d'y trouver des coagulations anciennes, adhérentes, plus ou moins ramollies d'ailleurs dans leur partie centrale.

M. Vulpian ne fait pas de distinction entre les oreillettes.

Du reste, sur la fréquence des coagulations dans l'oreillette gauche, M. Duroziez s'exprime ainsi :

Le rétrécissement mitral pur, peut-être plus « que « les autres lésions, donne naissance aux embo- « lies. Le sang stagne dans l'oreillette gauche, dans « l'auricule surtout, et y forme de la matière à « embolie. C'est là un des grands dangers du rétré- « cissement mitral pur. Ces embolies vont partout, « déterminent des accidents plus ou moins graves « suivant les endroits où elles s'arrêtent, elles peu- « vent s'engager dans les artères cardiaques et y « déterminer une mort rapide; elles peuvent être la « cause de certaines ulcérations des valvules, de cer- « tains anévrysmes des valvules ; il y a de ce côté des « recherches intéressantes à faire. Elles s'engagent « dans les artères du cerveau, dans la sylvienne gau- « che en particulier et déterminent l'aphasie et l'hémi- « plégie droite. » (*Archives de Médecine*, 1877.)

Volume, nombre, adhérence. — Le volume des concrétions sanguines est extrêmement variable, depuis celui d'un œuf et plus, jusqu'à celui d'un pois, d'un grain de millet; il peut y en avoir plusieurs; elles sont adhérentes ou semblent intriquées entre les cordages; on doit encore tenir compte de tous ces faits au point de vue des phénomènes emboliques.

Si nous avons insisté particulièrement sur la possibilité d'endocardites latentes, sur la possibilité de la formation de concrétions sanguines dans les cavités du cœur, c'est qu'on peut percevoir quelques jours, quelques heures même après l'attaque apoplectique, des battements normaux; on est porté alors à chercher ailleurs la cause des phénomènes observés et à invoquer surtout une hémorrhagie cérébrale si le sujet est jeune, une thrombose cérébrale si le sujet est déjà d'un âge avancé: on ne saurait jamais en pareil cas examiner l'état du cœur avec trop de soin et porter sur les antécédents du malade une trop sévère investigation.

PATHOGÉNIE

Comment les diverses altérations du cœur dont nous venons de faire l'étude, peuvent-elles exercer leur influence sur l'encéphale et donner lieu entre autres phénomènes à l'aphasie? cette influence ne peut s'exercer sans aucun doute que par les vaisseaux artériels et veineux qui relient ces deux organes; le cœur droit est en rapport avec l'encéphale par les veines, le cœur gauche par les artères.

Jamais l'aphasie n'est survenue à la suite d'une insuffisance de la valvule tricuspide, d'une congestion veineuse intense des veines des sinus de l'encéphale. On conçoit la possibilité d'une rupture vasculaire précisément au niveau de la troisième circonvolution frontale et du lobule de l'insula, mais le fait n'a jamais été observé et ce n'est qu'une hypothèse. (Maurice Raynaud, communication orale.) Nous devions nous poser la question.

Dans l'immense majorité des cas l'influence du cœur sur le cerveau s'exerce par l'envoi de caillots emboliques dans les artères; ces caillots amènent des troubles profonds dans la circulation encéphalique, compromettent la nutrition de la pulpe cérébrale et ne tardent pas à produire un ramollissement; nous avons suffisamment insisté sur les affections du cœur pour connaître l'origine et la nature diverse des embolus; il nous reste à les suivre partant du cœur et, allant déterminer dans la substance cérébrale des altérations dont l'aphasie sera un des phénomènes révélateurs.

L'embolus, fragment de valvules, de piliers, de végétations ou de coagulums fibrineux, s'engage raremenf dans le tronc brachio-céphalique qui s'ouvre obliquement dans l'aorte ; il suit presque toujours la carotide gauche qui prolonge plus directement la direction du tronc aortique; il s'engage ensuite dans la carotide interne ; de là il pénètre très-rarement dans l'artère cérébrale antérieure, il gagne presque toujours l'artère sylvienne. Arrivé là il oblitère suivant son volume le tronc de la sylvienne avant ou après la naissance des perforantes ; il s'engage même dans une artériole secondaire et il provoque des symptômes et des lésions qui sont en rapport avec l'étendue du territoire embolisé.

Pour se rendre compte des symptômes que présente le malade pendant la vie et des lésions qui seront observées ultérieurement il importe donc de faire une étude aussi complète que possible de la distribution de l'artère sylvienne et de son système de canaux anastomotiques.

Nous ne pouvons ici que reproduire en grande partie les principaux passages du travail de M. Duret sur la circulation artérielle du cerveau.

L'artère sylvienne forme dans une étendue qui varie entre 1 centimètre et 2 centimètres et demi un seul tronc qui ne donne aucune grosse branche collatérale. *Ce tronc par son volume et sa direction continue la direction de la carotide interne*, on s'explique ainsi comment il devient le siège le plus fréquent des embolies cérébrales ; la cérébrale antérieure fait au contraire, avec le tronc qui lui donne naissance, un angle prononcé. L'artère sylvienne après un trajet de 1 cent. à 2 cent. 1/2 donne deux ordres de branches : les unes centrales, les autres périphériques. — Les premières s'élèvent immédiatement perpendiculairement, par rapport à leur tronc d'origine, perforent l'espace perforé antérieur et se portent aux noyaux gris : corps striés et couches optiques ; les branches corticales que l'on pourrait également appeler branches terminales de la sylvienne, continuent d'abord la direction de l'artère qui leur donne naissance, on les voit s'élever en divergeant entre les circonvolutions de l'insula ; disons de suite qu'aujourd'hui tous les auteurs s'accordent à reconnaître qu'il n'existe aucune anastomose entre le système des artères centrales et celui des artères périphériques. Nous devons étudier en détail : 1° le mode de distribution des artères corticales, 2° celui des artères centrales.

L'artère sylvienne après un trajet de deux ou trois centimètres, se divise en quatre branches terminales sur le lobule de l'insula ; *généralemeut la première branche se détache plus tôt que les autres ; assez souvent celles-ci ne partent pas absolument du même point. Il est aussi très fréquent de voir l'artère sylvienne ne se diviser d'abord qu'en trois troncs principaux, mais alors le tronc moyen se partage presque aussitôt en deux branches volumineuses ;* en passant sur le lobule de l'insula elles abandonnent à ses circonvolutions quelques arborisations assez volumineuses.

La première branche, artère frontale inférieure et externe, se distribue au tiers externe de la face inférieure du lobe frontal, c'est-à-dire à *la troisième cir-*

convolution frontale située en dehors du sillon orbital ou circonvolution frontale inférieure; en haut cette branche artérielle s'arrête au-dessus du sillon frontal inférieur et en arrière du sillon frontal vertical; *cette artère est en rapport avec le territoire dont la lésion produit l'aphasie; son origine distincte des autres branches corticales nous fait concevoir comment une embolie peut oblitérer uniquement la lumière de ce vaisseau; l'aphasie sera dans ce cas le seul phénomène observé.*

La deuxième branche de la sylvienne, artère pariétale antérieure, nourrit la deuxième frontale, frontale moyenne, jusqu'au sillon frontal vertical et la circonvolution antérieure à la scissure de Rolando (la lésion de la circonvolution frontale ascendante produit quelquefois la paralysie du membre supérieur).

La troisième branche de la sylvienne gagne la scissure de Rolando, rampe dans sa profondeur, fournit à ses deux circonvolutions et souvent à la partie antérieure de la première circonvolution pariétale (la lésion de la circonvolution pariétale ascendante produit quelquefois la paralysie du membre inférieur).

La quatrième branche de la sylvienne artère pariétale postérieure est aussi la plus volumineuse; elle suit pendant quelque temps la branche horizontale de la scissure de Sylvius. En haut, elle nourrit la circonvolution pariétale inférieure et ne dépasse pas le sillon inter-pariétal. En bas, elle fournit à la première circonvolution temporale jusqu'au sillon temporal. En arrière et en haut, elle ne dépasse pas le sillon pariéto-occipital. Chacune des branches nourrit une sorte de territoire isolé et indépendant des territoires voisns; elles ont bien entre elles quelques communications, mais il n'en résulte pas moins que l'oblitération de l'une d'elles produit dans un grand nombre de cas l'ischémie de la substance nerveuse et consécutivement un ramollissement ischémique, c'est-à-dire une sorte de désorganisation de la substance nerveuse qui n'est plus alimentée par le sang artériel ; mais il y a plus chacune de ces branches correspondant ainsi à un territoire distinct donne deux, trois ou quatre rameaux qui s'écartent en formant des angles plus ou moins ouverts, et qui vont former des territoires secondaires plus petits ; or, les anastomoses assez rares entre les branches, comme nous venons de le dire, sont plus rares encore entre les rameaux ; chacun des rameaux couvre de ses ramuscules la surface de son territoire ; les ramuscules qui les terminent sont pénicillés. C'est des rameaux pénicillés et des parois même des troncs, des branches et des rameaux artériels que naissent les vaisseaux de la substance nerveuse ; tous ces vaisseaux conservent leur indépendance jusqu'au centre du cerveau ; et comme ils vont en convergeant des parties superficielles vers les parties centrales, on comprend que tous ceux qui dépendent d'un même territoire, représentent un cône dont la base répond à la surface du cerveau et le sommet au centre.

Le point intéressant qui ressort de l'étude de ces faits est celui-ci : des anastomoses existent-elles entre les artérioles de la pie-mère et existent-elles également entre les artérioles du cerveau ? pour M. Duret, elles existent, mais elles n'ont que 1/4 de millimètre, tandis que pour MM. Heubner et Cadiat elles peuvent encore avoir un millimètre. MM. Lucas et Remy ont porté surtout leurs investigations sur les anastomoses entre les artérioles de la pie-mère. M. Lucas, en se servant d'injections suffisamment pénétrantes a trouvé dans la pie-mère des anastomoses importantes : « j'ai vu, dit M. Lucas, s'aboucher des artérioles de plus d'un quart de millimètre » et il ajoute : « à mon avis, les territoires artériels perdent par là même une partie de leur importance. » M. Decaisne (*Thèse de Paris*, 1879), étudiant les monoplégies brachiales, dit dans une de ses conclusions : « lorsque le tissu n'est pas détruit, mais lorsqu'il est simplement ischémié, la fonction se rétablit encore plus rapidement, grâce aux anastomoses peu nombreuses mais réelles, qui réunissent entre eux les différents territoires vasculaires; » il dit ensuite : « lorsqu'une lésion vient compromettre la texture d'une portion plus ou moins grande de cette zone, la motilité peut se rétablir par le fait des cellules voisines dont l'activité fonctionnelle est accrue, et vient ainsi remédier à l'influence des cellules détruites.

Des réflexions semblables peuvent s'appliquer aux lésions qui répondent à l'aphasie. Toutefois, une guérison radicale de cet état pathologique doit être bien rarement observée ; on comprend, du reste, que les altérations de la pulpe cérébrale seront surtout à redouter si la circulation est interrompue dans les différentes anastomoses par des embolies capillaires : ce seront les plus redoutables.

Les artères centrales fournies par l'artère sylvienne avant les artères corticales, s'élèvent vers l'espace perforé en formant un angle droit avec le tronc d'origine ; ce sont de petites branches, dit M. Duret, rangées sur la même ligne, sur laquelle nous n'avons jamais *trouvé d'anastomoses soit entre les diverses artérioles naissant de la sylvienne, soit entre celles-ci et les deux ou trois branches récurrentes de la cérébrale antérieure;* leur volume varie de 1/2 centimètre à 1 centimètre et demi. Elles prennent le nom d'artères striées. Ces artères striées sont internes et externes; les artères striées internes, moins importantes, donnent des rameaux aux deux premiers segments du noyau extra-venticulaire et à la partie correspondante de la capsule interne; les artères striées externes beaucoup plus importantes s'étalent à la surface du noyau extra-ventriculaire et se divisent en deux groupes: un groupe antérieur ou artères lenticulo-striées et un groupe postérieur ou artères lenticulo-optiques. L'artère lenticulo-striée, (groupe antérieur), plongée dans le troisième segment du noyau extra-ventriculaire, traverse la capsule interne et se termine dans le noyau intra-ventriculaire du corps strié; elle est si souvent l'origine de l'hémorrhagie qu'on pourrait l'appeler l'artère de l'hémorrhagie cérébrale (Charcot); l'artère lenticulo-optique, (groupe postérieur), traverse la partie la plus reculée de la capsule interne et se jette dans la couche optique; elle dessert la portion de la capsule interne dont la lésion produit l'hémianesthésie.

Il résulte de ces données que la circulation des noyaux gris est sous la dépendance de l'artère sylvienne, mais pas d'une façon absolue, car:

1° L'artère cérébrale antérieure envoie un rameau inconstant au noyau caudé du corps strié.

2° L'artère cérébrale postérieure donne les branches optiques postérieures à la partie postérieure de la couche optique.

3° M. Rendu, en 1873, avait admis que la cérébrale antérieure fournissait des branches aux deux parties du corps strié ; un peu plus tard, Heubner avait décrit une artère naissant du confluent de la cérébrale antérieure et de la sylvienne pour gagner le noyau lenticulaire. M. Hallopeau (*Société de biologie*, 1879) a vu, en 1879, des rameaux émanés de la cérébrale antérieure et pénétrer dans le noyau lenticulaire par l'espace perforé ; de plus, il a constaté deux fois qu'une artériole émanée de la choroïdienne antérieure perforait la bandelette optique et pénétrait dans la portion sous-jacente ; or, celle-ci naît souvent du tronc de la carotide; elle peut naître encore de la communicante postérieure (dans quelque cas aussi, il faut le dire, elle est donnée par l'artère sylvienne).

L'avant-mur reçoit quelques fines artérioles qui pénètrent les circonvolutions du lobule de l'insula ; il est vascularisé exclusivement par ces vaisseaux et ne doit pas être compris dans la circulation du corps strié ; il n'y a jamais d'anastomoses entre ces artérioles et celles du corps strié.

Ces artères centrales ne prêtent pas aux mêmes considérations que les artères périphériques au sujet des anastomoses ; ce sont des artères terminales ; pas plus dans leur trajet intra-cérébral qu'extra-cérébral, il n'existe de canaux qui les relient les unes aux autres ; chacune d'elles se porte dans un petit territoire spécial, territoire en forme de cône dont le sommet répond à l'origine de cette artère et dont la base répond à la face supérieure du corps strié.

Si un caillot embolique occupe l'origine de l'artère sylvienne, on pourra espérer encore un retour des mouvements ; il sera dû, non pas au rétablissement du courant sanguin par des anastomoses qui font défaut, mais à la suppléance de la partie des noyaux moteurs qui se trouve irriguée par la cérébrale antérieure, ou par la chroïdienne émanée de la carotide, ou par les optiques postérieures branches des cérébrales postérieures.

Il était important de discuter ces faits ; on comprend ainsi combien il est rare que l'aphasie cardiaque soit isolée comme expression symptomatique. Concurremment avec les lésions qui intéressent le territoire correspondant à la faculté du langage, il s'en produit d'autres plus ou moins profonds et plus ou moins durables dans les sphères motrice et sensible.

Ici nous sommes amené à soulever une question bien délicate et pour la solution de laquelle la lecture des auteurs ne nous donne que trop peu d'éléments. Les embolies de l'artère sylvienne peuvent-elles s'accompagner d'altérations du fond de l'œil ? On conçoit d'abord qu'un caillot arrivant à la terminaison de la carotide interne, il se fragmente, une partie pénétrant dans l'artère sylvienne, une autre s'engageant dans l'artère opthalmique et amenant consécutivement une embolie de l'artère centrale de la rétine ou de l'une des branches de cette artère ; dans ce cas, une cécité subite doit survenir du côté de l'œil atteint ; nous ne pouvons ici insister sur les conséquences de cette obstruction ; (voyez Graefe, arch. Opth. IV. 1re partie, p. 136 ; Abbadie. Traité des maladies des yeux. t. II, p. 119) ; le fait est possible, mais il est rare, et pour notre compte aucun des documents que nous avons recueillis ne mentionne une complication de cette nature.

L'atrophie de la papille du nerf optique, dit M. Galezowski, est très rare dans l'aphasie; on pourrait même dire qu'elle ne se rencontre que d'une manière tout à fait exceptionnelle et du côté de l'œil gauche.

Hammond signale une autre complication possible du fond de l'œil; en présence, dit-il, d'un cas d'embolie récente, on devra toujours se servir de l'opthalmoscope pour examiner le fond de l'œil et souvent dans des cas anciens il fournira des signes d'une certaine valeur. L'artère cérébrale moyenne, siège ordinaire de l'embolie, naît de la carotide interne après la cérébrale antérieure et l'opthalmique; l'obstruction de sa lumière peut déterminer un afflux sanguin plus considérable dans les artères ci-dessus mentionnées, l'artère centrale de la rétine qui vient de l'opthalmique se trouve dilatée autant que ses branches; l'opthalmoscopie peut donc révéler la congestion ainsi produite, et nous pouvons souvent déterminer par ce moyen, en l'absence de paralysie, de quel côté du cerveau est le siège de la lésion; dans des cas plus anciens, on trouve fréquemment la congestion rétinienne. (Hammond, maladies du système nerveux.)

Une cause autre que l'embolie de l'artère centrale de la rétine peut produire une atrophie de la papille : On comprend, dit M. Galezowski, qu'un processus embolique de l'artère sylvienne arrive à déterminer un ramollissement s'étendant à une grande portion de l'hémisphère gauche et à la bandelette optique; il prend soin de rappeler que l'artère optique antérieure qui s'introduit dans la portion antérieure de la bandelette optique de chaque hémisphère est une branche de l'artère sylvienne. Il résulte de la destruction d'une bandelette optique d'un côté (la gauche par exemple), une altération de la moitié gauche de chaque rétine, et cela en vertu du principe de la semi-décussation au niveau du chiasma ; par suite, il survient une hémiopie latérale droite (la perte de la moitié droite du champ visuel pour les deux yeux).

Un autre phénomène pourra encore être observé chez un malade devenu aphasique par suite d'une embolie d'une artère sylvienne : nous voulons parler de l'amblyopie croisée ; à quelle lésion correspond-elle ?

On connaît les relations des bandelettes optiques avec les corps genouillés, et les tubercules quadrijumeaux antérieurs ; rappelons que des faisceaux de fibres ou radiations partant des corps genouillés externe et interne et des tubercules quadri-jumeaux antérieurs, vont s'associer aux fibres pédonculaires directes qui tiennent sous leur dépendance la sensibilité commune de tout le côté opposé du corps ; ce sont les faisceaux rayonnants cortico-optiques, quelquefois désignés sous le nom de radiations optiques de Gratiolet ; il est très probable que lorsque l'hémianesthésie se produit par suite de la destruction de la partie postérieure de la couronne rayonnante, l'amblyopie croisée qui l'accompagne est due à la destruction de ces faisceaux ; la même artère alimente ces faisceaux de divers ordres, c'est l'artère lenticulo-optique émanée de l'artère sylvienne.

On peut avancer plus loin encore dans cette étude si intéressante ; les faits cliniques démontrent que si l'hémianesthésie et l'amblyopie croisée existent, on constate en même temps une obnubilation croisée de l'odorat, du goût et de l'ouïe ; la partie la plus postérieure du pied de la couronne rayonnante pourrait être considérée comme un carrefour où dans la profondeur de l'encéphale, se rencontrent dans un espace très circonscrit toutes les voies sensitives et sensorielles. Les faits observés n'ont pas encore reçu, hâtons-nous de le dire, la consécration anatomique. (Voyez Abbadie, Traité des maladies des yeux.)

L'étude que nous venons de faire de la distribution de l'artère sylvienne nous a été très utile pour arriver à connaître toutes les altérations qui peuvent survenir dans la pulpe cérébrale par suite d'une embolie de ce vaisseau. Nous allons décrire rapidement ces lésions.

LÉSIONS CÉRÉBRALES

1° *Siège.* — On sait que l'aphasie est due aux lésions cérébrales qui atteignent la troisième circonvolution frontale gauche; on sait également que le siège du langage mimique n'est pas un point mathématique, et que le lobule formé par les circonvolutions de l'insula, prend à l'exercice de cette fonction une part secondaire, mais réelle. Meynert avait réuni déjà, en 1868, 15 cas confirmatifs de ce fait.

Voyons ce que nous donne l'étude des documents que nous avons rassemblés pour le cas particulier qui nous occupe.

Nous citons deux faits où l'aphasie se rapporte à une lésion de l'hémisphère droit, dans le premier il s'agit d'un enfant de dix ans qui eut deux attaques d'hémiplégie : dans la première l'hémiplégie fut droite et il n'y eut pas d'aphasie; dans la deuxième l'aphasie se produisit en même temps qu'une hémiplégie gauche; l'aphasie se rapportait donc à une altération de la masse encéphalique du côté droit; l'autopsie ne pouvait à cet égard, donner aucun renseignement, car il y avait embolie des deux artères cérébrales moyennes, et des foyers symétriques de ramollissement dans les circonvolutions frontales inférieures et moyennes. Le deuxième fait n'est pas discutable, c'est celui de Trousseau; on trouva un ramollissement considérable de la troisième circonvolution frontale droite, la troisième circonvolution frontale gauche était intacte, et cependant l'état aphasique était manifeste; l'artère sylvienne droite était oblitérée dans l'étendue d'un centimètre.

Dans les autres cas, l'altération portait toujours du côté gauche.

« Sur 260 cas d'aphasie associée à de la paralysie, l'hémisphère gauche était le siège de la lésion dans 243 cas, et le droit dans 17 seulement (faits de Trousseau, Baillarger, Jackson, Robertson, Médical Times, archives flint New-York, medical Record, tome I, New-York hospital, 1830-1867).

Ce fait que l'aphasie est le plus souvent associée à l'hémiplégie droite est dû sans doute, à ce que l'artère cérébrale gauche a beaucoup plus de tendance à être obstruée par une embolie que la droite, fait sur lequel j'ai insisté précédemment à propos de l'embolie cérébrale, *et c'est généralement l'embolie qui cause l'aphasie.*

Le Dr Huglhings Jackson, a publié un très beau travail sur ce sujet, et les résultats de ma propre expérience confirment cette assertion.

Comme l'avait avancé d'une manière fort originale le Dr Moxon et depuis le Dr William Ogli, on peut trouver l'organe de la parole dans les deux hémisphères; seulement un côté sert plus habituellement que l'autre, de même que nous nous servons de préférence d'un œil, d'une oreillc, d'une main, et ce côté est le gauche. » — (*Hammond*).

2° *Nature.* — Les lésions qui se présentent à l'autopsie sont de deux ordres; on est en présence d'un ramollissement ou d'une hémorrhagie de la substance cérébrale.

Cinq fois seulement un foyer hémorrhagique a été observé (Charcot), nous citons un de ces faits: le cœur gauche était hypertrophié et il existait en même temps une atrophie rénale; l'hypertrophie isolée ne cause jamais d'hémorrhagie cérébrale, mais si elle s'accompagne d'atrophie du rein, la possibilité d'une rupture vasculaire devient plus grande; l'observation porte que l'altération qui avait déterminé l'aphasie n'intéressait qu'une des circonvolutions de l'insula du côté gauche; on ne trouva d'anévrysmes miliaires, ni dans le corps strié du côté droit, ni dans les méninges, et les artères de la base étaient parfaitement saines.

Dans l'immense majorité des cas, l'on observe un ramollissement de la pulpe par suite de l'oblitération d'une artère et du manque d'anastomoses. Nous ne pouvons insister ici sur les caractères du ramollissement; il est rouge, jaune ou blanc, suivant l'ancienneté de la lésion; ce ramollissement est précédé, pendant un temps plus ou moins long d'une anémie partielle, la nécrobiose est seulement imminente; il serait particulièrement intéressant de fixer la durée de cette anémie partielle: pendant combien de temps, à la suite d'une attaque caractérisée par la perte de la parole et une hémiplégie subite, peut-on croire qu'il n'y a pas de destruction de tissu? la question est bien difficile à résoudre.

Voyons la rapidité avec laquelle se sont produites les lésions dans quelques-uns des cas qui sont indiqués dans cette étude.

1re *Observation*. — La malade, âgée de 16 ans, est brusquement frappée d'hémiplégie droite et d'aphasie vers le milieu du mois de décembre: la mort survient le 21 mars ; une masse calcaire de nature embolique remplissait l'artère de la scissure de Sylvius à un demi-pouce de son origine ; on trouve un ramollissement jaunâtre du corps strié, de la couche optique, des circonvolutions de l'insula et de la troisième circonvolution frontale ; une hémorrhagie abondante s'est produite dans l'hémisphère gauche et a emporté la malade.

2e *Observation.* — Un enfant, dans les premiers jours du mois d'octobre, est frappé d'hémiplégie droite et d'aphasie — le 8 novembre mort; un caillot se trouve au niveau de la bifurcation de la carotide interne gauche avec deux prolongements qui s'avancent dans l'artère du corps calleux et dans l'artère sylvienne, il y a un ramollissement d'une partie de la circonvolution antérieure de l'insula de Reil ayant la forme d'un haricot ; la lésion s'étend à la partie antérieure du noyau lenticulaire et de là dans la paroi du ventricule latéral correspondant jusqu'au niveau du corps calleux où elle se termine. L'avant-mur et le noyau caudé sont intacts.

3e *Observation.* — Une femme de 57 ans est frappée le 15 août d'aphasie et d'hémiplégie droite ; 10 jours après elle succombe; on trouve à l'origine de l'artère sylvienne gauche un caillot rougeâtre se prolongeant dans les collatérales qui en émanent. Le corps strié est déjà en partie ramolli, ainsi que la partie postérieure des circonvolutions, dans une étendue de 2 à 3 centimètres.

4e *Observation.* — Un homme de 32 ans est frappé d'apoplexie le 5 mars ; il meurt le 25 avril ; la sylvienne est oblitérée, les circonvolutions nourries par ces artères paraissent un peu ramollies ; mais des coupes faites sur le cerveau dénotent des altérations plus manifestes ; le corps strié du côté gauche est transformé en masse diffluente ainsi du reste que toutes les parties situées en dehors de lui et près de la scissure de Sylvius ; au centre du corps strié on trouve un noyau jaunâtre, comme s'il y avait là un commencement de suppuration.

6e *Observation.* — Une femme de 30 ans est frappée en 1867 d'aphasie sans hémiplégie ; le lendemain la parole revient ; trois mois plus tard, nouvelle attaque avec aphasie et hémiplégie droite ; retour de la motilité de la jambe trois mois après, persistance de la paralysie du bras droit — elle meurt le 24 octobre 1868. On constate que l'artère sylvienne gauche est rendue très étroite par suite de la résorption d'un caillot embolique ; une anfractuosité profonde tient la place du lobule de l'insula ; le corps strié du côté gauche a diminué d'un tiers ; l'étage inférieur du pédoncule cérébral est composé d'un tissu comme feutré, d'un gris jaunâtre et réduit des deux tiers au moins. La protubérance présente une dépression très évidente dans sa moitié gauche et, au niveau de son bord inférieur, on voit que la pyramide antérieure est réduite de 1[3 par rapport à celle du côté droit.

7e *Observation.* — Une femme de 64 ans entre le 12 décembre à l'hôpital, sa paralysie datant de deux jours ; elle est frappée d'*hémiplégie gauche* et d'aphasie ; le 26 décembre elle succombe ; on trouva l'artère sylvienne droite oblitérée dans l'étendue d'un centimètre par un caillot grisâtre ; on note un ramollissement de la troisième circonvolution frontale droite, de la largeur d'une pièce de 5 francs ; pas de lésion du bulbe, ni de la région olivaire.

8e *Observation.*— Un homme de 34 ans tombe frappé d'hémiplégie droite, le 5 octobre 1866; il meurt le 20 du même mois; on trouve une induration dans le tronc principal de l'artère sylvienne; là, il existe déjà un léger ramollissement dans un espace de 2 centimètres environ en largeur, allant en arrière de la partie la plus élevée de la troisième circonvolution frontale jusqu'à la scissure de Sylvius en bas. Le point le plus ramolli n'était pas la partie la plus postérieure de la circonvolution ; il existait une bande étroite de substance normale entre cette région et la circonvolution frontale transverse; en faisant une coupe, on voyait un petit foyer de ramollissement au centre de l'hémisphère gauche; le reste du cerveau ne présentait aucune altération.

10e *Observation.* — Une femme est frappée le 25 décembre de paralysie du côté droit, la parole est en même temps abolie; elle meurt le 12 janvier; on trouve le tronc de la sylvienne gauche et les trois branches collatérales oblitérées à leur origine; les circonvolutions de l'insula sont déjà molles, affaissées; la troisième circonvolution est altérée dans sa partie la plus postérieure; toute la couche optique est également ramollie.

Ces faits nous montrent bien la rapidité avec laquelle se produit la nécrobiose cérébrale; ainsi en 10 jours dans la 3e observation, en 15 jours dans la la 8e, les éléments nerveux ont eu le temps de subir un commencement de désagrégation.

M. Jaccoud va plus loin : (traité de pathologie interne II, page 140) la guérison complète n'est possible que dans les 48 h. qui suivent l'attaque; plus tard le travail nécrobiotique est commencé, et à supposer même que tout marche au mieux, et qu'il se produise une cicatrice ou un petit kyste, il n'y a pas moins une perte de substance nerveuse et cette lacune définitive se traduit par la persistance de quelques-uns des symptômes ; c'est bien encore une guérison mais elle n'est pas complète.

FRÉQUENCE

Age. — L'aphasie de cause cardiaque s'observe surtout dans l'âge adulte ; dans les observations que nous avons citées nous trouvons comme extrêmes, l'âge de 6 ans et celui de 63 ans ; nous comptons de la naissance à 10 ans, 2 cas ; de 10 à 20 ans, 3 ; de 20 à 30 ans, 6 ; de 30 à 40 ans, 8 ; de 40 à 50 ans, 6 ; de 50 à 60 ans, 6 ; de 60 à 70 ans, 2 cas.

Sexe. — Elle serait plus fréquente chez l'homme que chez la femme ; nous notons dans nos observations 13 femmes et 19 hommes; il est à remarquer que ce résultat semble en contradiction avec ce que l'on tend aujourd'hui à reconnaître, que le retrécissement mitral pur est la cause la plus fréquente des embolies cérébrales ; or il paraît d'autre part établi que le rétrécissement mitral est plus fréquent chez la femme que chez l'homme ; comment concilier ces faits? Nous devons dire que nous comprenons ici toutes les altérations cardiaques pouvant causer des embolies ; on remarquera du reste que l'aphasie cardiaque est plus souvent notée chez le petit garçon que chez la petite fille ; nous avons trouvé à cet égard 6 garçons, et 3 petites filles.

Le rhumatisme est la cause la plus fréquemment signalée ; tantôt on le signale expressément dans les antécédents : 8 fois dans nos observations; plus souvent, il est vrai, il n est que sous-entendu ; le rhumatisme peut donner lieu à des embolies cérébrales, soit en déterminant des altérations des parois du cœur, soit par la grande tendance qu'offre le sang à se coaguler, ainsi que l'ont démontré depuis longtemps les belles recherches d'Andral et Gavarret; dans quelques cas il est impossible de trouver des antécédents rhumatismaux ; nous notons alors : une fois la chorée, une autrefois la scarlatine ; mais nous savons, depuis les travaux de M. Germain Sée, les liens qui rattachent ces affections au rhumatisme; deux fois nous avons trouvé, comme la cause évidente, l'alcoolisme ; nous avons trouvé deux fois la fièvre typhoïde, une fois la rougeole, une fois la variole; trois fois nous avons dû tenir compte de l'état puerpéral ; enfin, dans deux observations qui nous sont personnelles, nous avons trouvé comme fait important ans les antécédents de nos deux malades des troubles sérieux de la menstruation, la 1ère femme a 42 ans; la 2e, qui en a 50, a traversé il y a deux ans la période de la ménopase, et cette période a été marquée par des métrorrhagies abondantes.

PHÉNOMÈNES CLINIQUES (1)

Début : Il est brusque ; le malade perd subitement l'usage de la parole ; quelquefois c'est l'aphasie seule qui se déclare, mais c'est un fait exceptionnel ; très souvent le malade perd connaissance, il survient un ictus apoplectique. Dans l'immense majorité des cas, lorsque le malade a repris ses sens, il accuse à la fois de l'aphasie et une hémiplégie droite ; il faut noter encore l'apparition possible de quelque autre phénomène : une paralysie faciale du côté droit, une diminution ou une disparition complète de la sensibilité sur toute la moitié droite du corps ; les sens peuvent être atteints ; des phénomènes d'embolie peuvent enfin, dans les autres organes, accompagner ou précéder ceux qui se manifestent du côté de l'encéphale ; en résumé, les modalités du début sont diverses, mais elle sont toujours l'expression directe des troubles apportés à la circulation des circonvolutions et des noyaux gris centraux.

(1) Nous devons rappeler que les considérations dans lesquelles nous allons entrer reposent exclusivement sur nos observations personnelles.

Le caractère principal de l'aphasie cardiaque est la brusquerie de son début; dans toutes les observations que nous avons recueillies le fait est signalé.

Un second, presque aussi important, est celui-ci : elle offre, dès les premiers moments de son apparition, son degré le plus prononcé.

Le malade, (observation XXX), devient aphasique le 4 mai 1880; ses paroles sont incohérentes, on lui pose des questions, il ne peut y répondre et il s'impatiente de cet état; il veut lire le journal mais cela lui estimpossible, le sens des mots luiéchappe etiljette le journal; onlui présente un crayon, et il ne peut désigner l'objet. Aujourd'hui le malade désigne clairement les objets qu'on lui présente, il peut écrire son nom, son âge, sa profession.

La malade, (observation XXXV), perd subitement connaissance le dimanche de Pâques ; trois jours après ellerevient àelle avec uneaphasieincomplète, il est vrai; elle pouvait quoiqu'avec beaucoup d'efforts, se faire comprendre; aujourd'hui la malade dit clairement que les mots luimanquaient à cette époque pour exprimer sa pensée.

Ainsi il y a tendance à l'amélioration graduelle de l'état aphasique, les observations qui précèdent l'attestent; parfois cette tendance est très peu marquée, dans quelques cas enfin elle manque absolument.

Voilà dix mois que la malade, (observation XXXIV), a perdu l'usage de la parole ; elle peut ouvrir largement la main gauche, la fermer, l'ouvrir de nouveau et signifier ainsi qu'elle est malade depuis dix mois, aucune parole articulée ne peut sortir de sa bouche.

Voilà neuf mois que la malade (observation XXXIII) a été frappée subitement; elle ne prononce que quelques mots inintelligibles et elle pleure en voyant qu'on ne la comprend pas; elle dit involontairement oui quand il faut dire non; elle fait comprendre aussitôt qu'elle n'a pas bien dit. Nous n'avons pas trouvé un seul cas dans lequel l'aphasie ait disparu complètement. Les faits (observations XXX et XXXV) les plus favorables, certainement, que nous puissions citer, ne peuvent être mentionnés comme des cas de guérison complète; le premier malade hésite beaucoup, la 2e malade hésite également à prononcer certaines lettres, l'r notamment.

Il faut se garder d'admettre ce que disent à cet égard les malades. R.. (observation XXXII) paraît très intelligent, il a souvent un livre devant les yeux, il ne peut pas lire à haute voix mais il fait comprendre qu'il lit pour lui ; on l'observe pendant sa lecture : du doigt et de l'œil il suit les lignes mais lorsqu'il a lu deux phrases il ne se rappelle plus la 1re, il est obligé de l'avouer.

Quelquefois l'état aphasique, au lieu de s'améliorer, devient plus sérieux, et cette aggravation des phénomènes est également brusque.

X... (Observation XXXII) qui avait eu deux attaques avec hémiplégie (d'abord du côté gauche, puis du côté droit), sans présenter de troubles de la parole, devient aphasique à la troisième attaque ; il articule quelques mots avec beaucoup de difficultés ; quatre mois se passent; une hémiplégie droite se déclare encore, et cette fois le malade ne peut désigner les objets par leur nom ; il arrive cependant après quelques minutes de réflexion à dire : cuiller, fourchette ; cette aggravation peut s'expliquer par la production d'une nouvelle embolie cérébrale.

L'aphasie d'origine cardiaque, si remarquable, comme nous venons de le voir par son début, si remarquable encore par sa marche, présente-t-elle dans les différents éléments qui la composent des caractères spéciaux à mentionner ? Question délicate que nous ne pouvons résoudre, les documents dont nous disposons n'étant pas assez nombreux pour cela ; il est du reste très difficile de reconnaître ces particularités.

L'aphasie, avons-nous dit au commencement de cette étude, est la perte du langage extérieur, que ce langage s'exprime par la parole, le geste ou l'écriture, la langue a conservé sa mobilité et l'intelligence sa netteté. Telle est du moins l'opinion de la majorité des auteurs : à leur tête nous voyons M. Broca admettant l'intégrité de l'intelligence; Trousseau croit cette faculté plus sérieusement compromise qu'on ne le suppose au premier abord ; il y a du vrai dans chaque opinion : cela tient à ce qu'il existe plusieurs variétés d'aphasie.

On reconnaît ces variétés en faisant surtout une étude approfondie des troubles de la parole.

Parole. — Un malade dont la langue est parfaitement mobile et qui a sa raison, ainsi que le témoignent son habitus extérieur, l'attention qu'il porte à tout ce qui se fait ou se dit autour de lui, et les efforts qu'il fait pour répondre aux questions qu'on lui adresse, peut être aphasique de trois façons différentes :

1° La mémoire des mots est perdue, le rapport naturel qui existe entre la pensée et le signe représentatif, le mot, n'existe plus ; c'est un précepte de philosophie que la possession des mots représentatifs des idées, tout au moins des idées abstraites, est une condition *sine qua non* de l'exercice de la pensée. Dans cette première variété l'intelligence se trouve atteinte dans une de ses parties intégrantes, la mémoire.

Chez aucun des malades que nous avons observés nous n'avons rencontré cette première variété d'aphasie. Nous voyons les uns nous désigner par leurs noms tels ou tels objets qui leur sont présentés; quant à ceux qui ne peuvent y arriver, c'est en vain que nous voulons les tromper par des désignations fautives, ils font des signes négatifs ; mais le nom propre est-il prononcé, ils font comprendre par une mimique expressive que cette fois on a bien dit.

2° Dans une deuxième variété la mémoire des mots est conservée, mais le malade ne peut parler parce qu'il y a interruption de la transmission volontaire, ce n'est plus l'aphasie par amnésie verbale, c'est l'aphasie par rétention verbale ; la faculté d'idéation est intacte, la pensée est parlée mentalement, mais la volonté est impuissante pour la transmettre aux organes périphériques chargés de la traduire en sons.

2° Dans une troisième variété la mémoire des mots est parfaite, le malade peut même prononcer certains mots, mais la langue obéit mal, le malade articule un mot pour un autre ou n'en donne qu'une ébauche imparfaite.

L'aphasie par embolie nous a paru dans les observations qui nous sont personnelles, présenter les caractères des deux dernières variétés. La deuxième est évidemment plus grave que la troisième ; trois de nos malades ne peuvent prononcer distinctement que les mots oui, non, (voyez observations XXXI, XXXIII et XXXIV;) ils parlent avec beaucoup de difficulté, ils bégaient, et les mots sont très souvent incompréhensibles. M... (observation XXXVII) parle avec un peu moins de difficulté mais il bégaie encore beaucoup quand il s'anime, on peut tenir avec lui une conversation suivie. R... et L... (observations XXXII et XXXV) désignent facilement chaque objet par le nom qui convient; la prononciation de quelques mots seulement est encore hésitante.

Écriture. — Il est très difficile dans l'aphasie d'origine cardiaque de constater les modifications subies par l'écriture; en effet, cette variété d'aphasie s'accompagne presque toujours d'hémiplégie droite.

On sait quelles sont les principales altérations que présente l'écriture chez les aphasiques.

Quelques-uns sont absolument inhabiles à tracer aucun mot, et ils n'arrivent qu'à former des traits inintelligibles.

D'autres ne peuvent tracer que quelques lettres ou syllabes avec lesquelles ils forment des mots incompréhensibles.

Ceux-ci n'ont conservé que la possibilité d'écrire un seul mot qui sert à désigner toutes leurs idées ; (ce mot unique est ordinairement leur signature).

Ceux-là substituent en écrivant un mot à la place d'un autre et sans avoir conscience de leur erreur.

Enfin il en est qui, incapables d'écrire spontanément aucun mot, peuvent néanmoins tracer sous la dictée, ou en ayant un modèle devant les yeux, des caractères qui correspondent aux signes parlés ou écrits.

Dans l'aphasie d'origine cardiaque, lorque l'hémiplégie ne s'est pas produite ou qu'elle s'est considérablement améliorée, voici ce que nous avons constaté :

M... (observation XXXVII) écrit très bien son nom mais il ne peut écrire que les premières lettres du mot passementier; il dit que ses idées s'obscurcissent, que la mémoire se perd et qu'il ne peut aller plus loin.

B... (observation XXX) peut écrire son nom, son âge, sa profession sans oublier aucune lettre, sans mettre un mot pour un autre, mais il ne peut écrire sous la dictée et il trace alors des caractères inintelligibles, puis s'apercevant bientôt de ce qu'il fait, il fait des gestes d'impatience et cesse d'écrire.

Les mêmes remarques s'appliquent à B... et à R... (observations XXXVI et XXXII) ; ils écrivent très bien leur nom et leur âge. B... (observation XXXVI) écrit même la date du jour sans qu'on la lui rappelle ; mais l'impossibilité d'écrire sous la dictée est encore très remarquable.

Parmi les malades qui pouvaient se servir de leur main droite, il n'y en avait aucun qui écrivit un mot servant à désigner toutes leurs idées ; nous n'en avons vu aucun substituer en écrivant un mot à la place d'un autre ; ce sont là de simples faits d'observation à signaler; ils témoignent eux aussi en faveur de la conservation de l'intelligence et de la mémoire des mots.

Lecture. — On connaît les principales altérations de la lecture chez les aphasiques.

Quelques malades ont perdu en même temps la faculté de lire mentalement, et celle de lire à haute voix.

Certains ayant conservé la faculté de lire à haute voix, répètent machinalement les mots qu'ils lisent et sans en comprendre la signification.

Ceux-ci lisent à haute voix, mais articulent d'autres mots que ceux qui sont imprimés, ayant ou non conscience de leur erreur.

Ceux-là enfin ont conservé à la fois la faculté de lire mentalement et à haute voix, tout en étant incapables de parler spontanément.

Chez les malades qui ont fait l'objet de notre observation nous n'avons constaté aucune des trois dernières variétés,

On écrit un mot, on dit à M... (Observation XXXVII) de le lire, il dit qu'il ne peut pas lire ; on sépare les lettres qui entrent dans la composition de ce mot, en leur donnant la même dimension et il les lit très bien ; on écrit des unités, il les lit bien ; on écrit des dizaines et il ne peut plus lire, il se plaint que sa vue se trouble.

M... (Observation XXXIV), dont l'aphasie est si prononcée ne peut lire ni un mot ni même les lettres de l'alphabet ; cependant on écrit 12 et on lui dit d'indiquer avec les doigts ce que signifie ce chiffre ; elle ouvre largement les deux mains, les referme et ne lève plus que deux doigts ; on écrit 12 et 13, on lui dit d'additionner avec la plume, elle ne le peut pas ; au contraire elle arrive à faire l'addition en comptant sur ses doigts ; on lui demande si elle savait faire des additions avec la plume, elle fait un signe nettement affirmatif.

B... et L... (Observations XXX et XXXV), lisent le journal à haute voix en hésitant seulement sur certains mots, mais sans jamais mettre un mot pour un autre ; seulement ils se plaignent que la lecture les fatigue beaucoup, et après quelques minutes ils renonçent à ce travail.

On écrit le mot clef, on dit à M... (Observation XXXIV), de le lire à haute voix, cela lui est impossible ; on lui dit de montrer qu'elle comprend la signification de ce mot, elle se retourne, montre la serrure d'une porte.

Mimique. — La mimique est souvent la seule manifestation de la pensée qui reste aux aphasiques ; chez certains aphasiques, disent les auteurs, le langage mimique est devenu aussi imparfait que les autres modes d'expression et le malade est incapable de suppléer à l'insuffisance du langage articulé ou écrit ; dans toutes nos observations nous avons trouvé sans doute la mimique plus ou moins expressive ; ainsi elle l'est beaucoup chez R... (Observation XXXII), elle l'est très peu chez M... (Observation XXXI), mais chez tous nos malades elle existe incontestablement. Nous demandons à M... (Observation XXXI), l'adresse de son maître pour avoir des renseignements sur son compte ; il témoigne par geste tout le regret qu'il éprouve de ne pouvoir le dire ; puis tout à coup il se lève, prend dans un habit un papier où cette adresse est écrite, et nous la montre ; la conservation de la mimique, témoigne en faveur de la conservation de l'intelligence.

Voilà quelques faits intéressants que nous a présentés l'aphasie, chez nos malades ; nous les soumettons simplement à l'appréciation du lecteur.

Nous avons, quant à nous, été frappé de ce fait, que l'intelligence ne nous a pas paru aussi compromise dans cette variété d'aphasie qu'elle l'est dans les cas d'aphasie par thrombose cérébrale.

Hémiplégie. — Dans l'immense majorité des cas une hémiplégie droite s'observe en même temps que l'aphasie; c'est précisément en constatant d'une part cette fréquence d'association, en remarquant d'autre part les rapports de voisinage de la 3e circonvolution et des tractus fibreux moteurs que Jackson, pour rendre compte des faits observés, invoqua la présence d'un caillot obturateur dans l'artère cérébrale moyenne du cerveau.

« Alors, dit-il, je me suis mis à examiner le cœur dans les cas d'hémiplégie presque par routine, comme je le faisais, pour l'urine et dans quelques cas j'ai trouvé une affection valvulaire, dans d'autres je n'en trouvais pas ; il m'est arrivé, toutefois, *que dans les cas dé'hmiplégie avec perte de la parole, il y avait presque toujours lésion valvulaire*, et alors j'ai cru que l'embolie de l'artère cérébrale moyenne pouvait, non seulement expliquer l'hémiplégie, mais encore la perte de la parole en causant le ramollissement de la partie de l'hémisphère irriguée par cette artère ». — Jackson page 402, its association with, valvular disiase of the heart, and with hémiplegia on the right side) (clinicial lectures and repors. London repors, 1er volume, 1864.)

Dans 48 cas empruntés à la statistique de l'hôpital de New-York, Seguin voit les troubles de la parole coïncider avec l'hémiplégie, sauf dans deux cas. Dans nos observations personnelles nous n'avons pas un seul cas, où une hémiplégie tout au moins une parésie affectant un côté du corps n'ait été constatée.

L'hémiplégie porte beaucoup plus souvent sur le côté droit que sur le côté gauche.

Sur 360 cas d'aphasie associée à de la paralysie l'hémisphère gauche était le siège de la lésion dans 243 cas, et le droit dans 17 seulement.

Sur 42 cas d'embolie cérébrale réunis par Meynert, 34 avaient pour siège l'hémisphère gauche.

Sur 34 cas recueillis par Hammond, 31 étaient accompagnés d'hémiplégie droite, et dans ces cas par conséquent la lésion siégeait du côte gauche ; dans sept l'autopsie a été faite et dans tous, l'embolie occupait l'artère cérébrale moyenne gauche.

Dans toutes nos observations également, c'est le côté gauche qui a été intéressé.

Marche. — L'hémiplégie survient brusquement, en même temps que l'aphasie; quelquefois il y a hémiplégie faciale; celle-ci est toujours située du même côté que l'hémiplégie des membres. Les deux membres supérieur et inférieur paraissent dans tous les cas qui nous sont personnels avoir été pris simultanément ou du moins à un très court intervalle.

Comme l'aphasie, l'hémiplégie présente son degré le plus prononcé, au moment de son apparition ; puis elle tend à s'améliorer, à moins qu'il ne se produise une nouvelle embolie; dans ce dernier cas, elle devient presque toujours plus prononcée qu'elle ne l'était la première fois (voyez observ. XXXII); dans toutes nos observations, l'hémiplégie est d'abord complète ; chez Mom. (obs. XXXVII) seulement, le bras et la jambe droite ne sont pas paralysés, mais ils sont manifestement plus faibles que le bras et la jambe gauche ; puis nous voyons, comme nous venons de le dire, l'hémiplégie s'améliorer, et l'amélioration est toujours très facile à constater, beaucoup plus marquée comparativement que celle de l'état aphasique ; elle se produit parfois rapidement, et quelquefois même une guérison complète survient ; M. (observ. XXXVII), a été frappé subitement d'une hémiplégie droite incomplète, vers le milieu de l'année dernière; aujourd'hui la force est revenue complètement au bras droit, et le malade marche sans traîner la jambe droite. M... (observation XXXIV), a eu une attaque d'apoplexie, il y a dix mois, l'hémiplégie droite a été complète ; aujourd'hui la jambe droite exécute tous les mouvements qui sont prescrits, le bras droit a repris également sa mobilité, mais l'index est fléchi et ne peut être redressé que par l'autre main, le redressement n'est pas douloureux.

Malt. (observ. XXXIII), a eu son attaque au mois de janvier ; aujourd'hui encore, l'hémiplégie droite est aussi complète que possible, la malade ne peut soulever ni le bras ni la jambe, les doigts sont fléchis sur la main, la main sur l'avant-bras ; dans ce cas, l'hémiplégie n'a subi aucune amélioration, mais, et c'est là un fait à remarquer les divers segments du membre peuvent être redressés. L... (obs. XXXV) a eu son attaque le jour de Pâques de la présente année ; le bras et la jambe droite ont été paralysés complètement ; aujourd'hui la jambe peut être soulevée, mais elle est encore très faible, la malade s'inquiète surtout de son bras droit, la paralysie y est encore prononcée ; les doigts sont un peu fléchis, mais, fait encore à noter, ils se laissent facilement redresser, et ce redressement n'est pas douloureux.

Berg... (observation XXX) a eu son attaque dans les premiers jours de mai ; la paralysie était complète ; ici c'est le bras qui a repris surtout de la mobilité, la jambe se trouve encore dans un état de parésie notable, le malade ne marche encore qu'avec beaucoup de difficulté

Rom... (observation XXXII) a eu plusieurs attaques, l'hémiplégie ayant porté d'abord sur le côté gauche une fois, puis quatre fois sur le côté droit et toujours le retour des mouvements s'est effectué ; la dernière attaque remonte à six mois ; cette fois la paralysie est très prononcée au bras et plus prononcée encore à la jambe.

Bal... (observation XXXVI) a eu une attaque il y a quatre ans et cinq mois ; les mouvements revinrent à la jambe il y a trois ans ; depuis un an seulement ils sont revenus au bras ; cette lenteur dans le retour de la motilité est très remarquable ; aujourd'hui le malade serre avec beaucoup de force de la main droite ; il étend la jambe droite également avec beaucoup de force ; il n'a gardé qu'une aphasie des plus complètes.

Ainsi le retour des mouvements s'opère avec une rapidité qui peut varier suivant les cas, entre trois et quatre mois et une période de plusieurs années ; quelquefois aussi il n'est que partiel : dans ces cas nous avons vu les membres se fléchir, mais les divers segments peuvent être redressés sans effort et sans douleur. Les membres peuvent redevenir aussi forts qu'ils l'étaient avant l'attaque (voir observation XXXVI). Jamais, au contraire, nous n'avons vu l'aphasie disparaître complètement.

Sensibilité. — Berg... (observation XXX) a eu, en même temps qu'une hémiplégie droite, une hémianesthésie du même côté; elle a disparu depuis cette époque, tandis que l'hémiplégie existe encore; le même malade lorsqu'il eut son attaque au mois de mai dernier, fut pris subitement de cécité de l'œil gauche; ce fut même le premier accident; le lendemain, une hémiplégie droite se déclara et la cécité disparut.

Les autres malades qui ont fait l'objet de notre observation n'ont présenté aucun trouble de la sensibilité, soit générale, soit sensorielle.

M. Galezoswki dit qu'il peut exister trois sortes de troubles visuels chez les aphasiques :

1° *L'amblyopie aphasique.* — Elle n'est qu'une forme particulière d'amnésie; il n'y a pas d'affection oculaire; le malade confond les unes avec les autres les lettres de l'alphabet parce qu'il se trouve seulement dans l'impossibilité de coordonner les idées; il peut facilement se conduire; la vision au loin n'est nullement altérée; l'acuité visuelle en apparence est très sensiblement diminuée; et les malades ne peuvent pas lire les plus gros caractères; mais si l'on examine avec soin la nature de l'amblyopie, on constate que ce trouble ne ressemble en rien à celui qu'on observe dans d'autres affections. Par moment, ils ne reconnaissent pas les plus gros caractères de l'imprimerie, tandis que, dans d'autres moments, ils peuvent déchiffrer les plus fins ; ou bien encore ils distinguent un ou deux mots et pervertissent le sens des mots qui suivent. Enfin, la fatigue des yeux est excessive et la moindre application de la vue est suivie de malaise, de douleurs de tête et de vertige. L'examen des yeux à l'opthalmoscope, de même que l'inspection des membranes externes des yeux, ne dévoile aucune lésion. La perversion de la faculté chromatique, dit encore M. Galezoswki, ou le daltonisme s'observe aussi chez les aphasiques ; ce trouble visuel n'est pas non plus le résultat de l'altération de l'organe de la vue, mais il provient, de même que l'affaiblissement de l'acuité visuelle, de l'amnésie ; les aphasiques confondent toutes les couleurs ; le rouge leur paraît jaune, bleu ou vert ; le bleu leur semble noir ou gris ; l'œil distingue en réalité toutes les couleurs mais le malade ne peut se rappeler leur nom.

Tous ceux de nos aphasiques qui ont pu prononcer les noms des couleurs ont toujours dit juste ; quant aux autres, lorsqu'on leur présentait un objet coloré, et qu'on désignait une couleur différente de celle de l'objet, ils faisaient signe qu'on se trompait ; lorsque la désignation était juste, ils faisaient un signe affirmatif.

2° *L'hémiopie aphasique.* — C'est la perte du champ visuel dans la moitié de chaque œil ; nous avons donné au chapitre pathogénie l'explication du phénomène; nous n'avons observé ce phénomène chez aucun de nos malades.

3° *L'atrophie du nerf optique.* — Elle est très rare.

(Voyez Galezoswki : des amblyopies et des amauroses aphasiques, archives de médecine, 1877).

Les amblyopies aphasiques peuvent guérir et la vue peut revenir plus ou moins complètement.

Etat du cœur. — Quatre de nos malades ont un rétrécissement de l'orifice mitral (voyez observ. XXX, XXXII, XXXVI, XXXVII.)

Chez Edmond Mar... (observ. XXXI) il existe un souffle au premier temps et à la pointe; mais nous devons dire qu'il est très léger et très rarement perceptible; (cependant, ainsi que nous le verrons, son état aphasique a été rapporté à une embolie d'origine cardiaque).

Chez Marie-Joséphine M... (observ. XXXIII), il existe un léger souffle à la pointe et au 1er temps; ce souffle se prolonge un peu en haut et à gauche; quelquefois il fait défaut; le pouls est régulier.

Chez Françoise M... (observ. XXXIV), enfin les battements du cœur sont normaux.

Quelques considérations seront présentées au chapitre diagnostic au sujet de ces derniers malades.

Voyons maintenant ce que nous donnent les documents que nous avons pu recueillir dans nos lectures.

Dans l'immense majorité des cas, l'auscultation a fait percevoir des altérations de l'orifice mitral; onze fois le diagnostic insuffisance mitrale a été porté, six fois on a porté celui de rétrécissement mitral : rappelons ici que M. Duroziez mentionne le rétrécissement mitral comme la cause la plus fréquente des embolies cardiaques; le rétrécissement mitral est souvent latent (Duroziez); on doit donc pratiquer toujours avec grand soin chez un aphasique l'auscultation du cœur.

L'insuffisance aortique n'est signalée que deux fois, une fois il existait en même temps un rétrécissement mitral et un rétrécissement aortique. M. Lasègue mentionne deux cas intéressants où l'aphasie est survenue à la suite de palpitations passagères ; dans trois cas enfin, on a bien perçu une léger souffle systolique au 1er temps et à la pointe, mais le diagnostic n'a pas été posé.

DIAGNOSTIC

Trois questions se posent :

1° Le malade est-il aphasique?

2° L'aphasie ne dépend-elle pas d'une affection autre qu'une affection du cœur?

3° Quelle est l'affection du cœur qui a donné naissance à l'aphasie?

1° L'aphasie existe-t-elle?

Nous n'avons pas à rappeler ici les caractères généraux de l'aphasie; pour cette partie du diagnostic, nous ne saurions rien ajouter à ce qui a été dit dans la thèse d'agrégation de M. Legroux (1875).

2° Lorsque l'aphasie a été reconnue, un des premiers soins du clinicien est d'examiner le cœur, et ce premier examen peut déjà donner des indications; mais cette méthode est peu sûre; en effet : la simple coïncidence d'une affection cardiaque et de l'aphasie est très possible, et d'autre part l'absence de tout phénomène stéthoscopique dans la région précordiale, n'implique nullement qu'il faille rapporter à un autre organe les troubles qui relèvent d'une lésion cardiaque difficile à constater.

Le diagnostic différentiel doit primer de toutes façons le diagnostic positif.

Il est très difficile de différencier les phénomènes d'embolie cérébrale et d'hémorrhagie cérébrale.

L'apoplexie et l'hémiplégie surviennent dans les deux

cas et leur début est soudain; on dit qu'au moment de l'ictus l'hémorrhagie cérébrale s'accompagne d'un abaissement considérable de la température, ce qu'on n'observe point dans les cas d'embolie; mais est-il souvent donné de faire le diagnostic au moment même de l'attaque?

L'hémorrhagie cérébrale s'accompagne le plus souvent d'une hémiplégie gauche, et l'aphasie fait défaut, tandis que les faits d'embolie et d'hémiplégie droite révèlent principalement une embolie sylvienne, telle est la règle; mais on peut voir une hémorrhagie se produire dans l'hémisphère gauche, et donner lieu en même temps à une hémiplégie droite et à l'aphasie; on peut voir également une embolie partant du cœur venir s'engager dans l'artère sylvienne droite, et donner lieu à une hémiplégie gauche et à l'aphasie; ces derniers faits sont très rares, mais comme ils sont possibles, il en résulte qu'on doit toujours apporter des réserves dans le diagnostic.

L'existence incontestable d'une affection du cœur témoigne certainement en faveur d'une embolie et il faut en tenir le plus grand compte, mais l'on ne doit pas pour cela négliger de recueillir les différents éléments propres à entraîner la conviction.

C'est ainsi qu'on devra tenir également un compte rigoureux de l'âge du malade, de ses antécédents, de quelques phénomènes qui ont accompagné ou suivi l'attaque apoplectique.

Nous avons d'abord signalé l'âge du malade; il est certain que l'hémorrhagie cérébrale est beaucoup plus fréquente dans la deuxième moitié de la vie, et c'est là une donnée précieuse; toutefois les altérations qui en sont si souvent la cause peuvent se rencontrer même chez de très jeunes enfants; des hémorrhagies cérébrales consécutives à la rupture d'anévrismes miliaires ont été observées chez des adultes et même chez des enfants (voilà le fait avec les réserves qu'il comporte).

Les antécédents du malade présentent un très grand intérêt parce qu'ils mettent sur la voie soit d'une affection cardiaque, soit d'une altération athéromateuse ou anévrysmatique des vaisseaux de l'encéphale. La diathèse rhumatismale fait penser à une embolie, l'alcoolisme à des anévrysmes miliaires. M. Liouville signale dans sa thèse inaugurale (Paris, 1868), tous les indices d'une diathèse anévrysmatique : la présence de varices nombreuses ou de tumeurs érectiles, l'existence d'une affection cancéreuse, d'un état hémorrhoïdaire, d'un mal de Bright, d'une paralysie générale.

Comme phénomène concomitant de l'ictus apoplectique, la formation d'embolie dans d'autres organes est un indice très précieux; mais les embolies de la rate et du foie passent presque toujours inaperçues, tout au plus une douleur vague révèle-t-elle leur présence; il faudra rechercher avec soin l'albumine dans les urines, symptomatique d'une embolie rénale ; quelquefois il y a un peu d'hématurie; les embolies rétiniennes seraient pathognomoniques mais elles sont exceptionnelles; seules les embolies des artères des memrbes peuvent être d'un puissant secours; malheureusement en même temps qu'elles révèlent la véritable nature du mal, elles ont une valeur pronostique des plus sérieuses.

L'association d'un autre phénomène est aussi d'une très haute importance, nous en avons d'ailleurs déjà dit un mot, nous voulons parler de l'hémiplégie; en effet, dans l'imménse majorité des cas, l'aphasie et l'hémiplégie droites sont dues à la même cause : embolie cérébrale ; si l'hémiplégie est gauche, elle est due soit à une embolie droite (ce qui est très rare), soit à une hémorrhagie cérébrale droite ; dans ce dernier cas il est très difficile de faire le diagnostic différentiel de l'embolie et de l'hémorrhagie.

Dans l'hémorrhagie cérébrale l'attaque apoplectique est souvent accompagnée de convulsions ou de contractures localisées au côté paralysé ou envahissant les deux côtés de la face ; ces convulsions et ces contractures sont des phénomènes d'excitation qui indiquent en général que l'hémorrhagie intéresse les ventricules, les méninges ou le mésocéphale; nous n'avons jamais trouvé dans nos observations ces phénomenes signalés à la suite d'une embolie cérébrale.

Nous avons dû particulièrement insister sur le diagnostic de l'embolie et de l'hémorrhagie cérébrale; c'est en effet avec l'hémorrhagie cérébrale que nous avons dû particulièrement compter chez les malades que nous avons examinés.

Dans deux observations (obs. XXXI et obs. XXXIII) le diagnostic embolie cérébrale a été porté avec une grande réserve.

M... (observation XXXI) est aphasique et hémiplégique du côté droit depuis trois ans; il est entré à l'hôpital de la Charité, le 3 juin 1880 dans le service de notre excellent maître M. le professeur Laboulbène; l'aphasie est très prononcée; il connaît bien la valeur des mots ; lorsqu'on désigne un objet par un autre nom que celui qui convient, il fait des gestes de dénégation et approuve au contraire si on emploie le mot propre.

Les renseignements nous font absolument défaut sur son compte ; il a eu des douleurs articulaires pendant la guerre, et il est tombé subitement frappé il y a trois ans et demi d'aphasie et d'hémiplégie droite ; le premier bruit du cœur est sourd, mal frappé ; deux fois nous avons entendu un bruit de souffle, deux autres fois nous n'en avons pas trouvé; ce malade a fait le sujet d'un concours au bureau central ; le candidat, en présence de l'incertitude des signes fournis par le cœur s'est prononcé pour une hémorrhagie cérébrale ; le jury tenant le plus grand compte de la concomitance de l'aphasie et de l'hémiplégie droite a porté le diagnostic embolie. L'impossibilité d'obtenir des renseignements de la part du malade ajoutait encore à la difficulté.

Malt.., (observation XXXIII) a été à la fin du mois de janvier frappée subitement d'aphasie et d'hémiplégie droite ; à l'examen de la région précordiale on ne perçoit pas de souffle ; le 1er temps offre seulement de la rudesse. — Quel diagnostic faut-il porter ?

La concomitance de l'aphasie et de l'hémiplégie droite est bien en faveur d'une embolie cérébrale ; mais trois conditions nous font plutôt penser à une hémorrhagie : l'état aménorrhéique de la malade, (phénomène d'une haute importance), le résultat négatif de l'examen du cœur, l'absence d'antécédents rhumatismaux. Cette femme nie du reste avoir eu la syphilis ; elle est rendue excitable par son état morbide ; cependant aucun trouble de nature hystérique n'est à signaler. Nous restons pour ce cas sur la plus expresse réserve.

Le diagnostic de l'embolie et de la thrombose cérébrale peut offrir également les plus grandes difficultés. — Sans doute dans les cas de thrombose, les phénomènes se développent graduellement, il y a des temps d'arrêt qui font croire à des améliorations apparentes, la céphalalgie est le symptôme principal, en rapport direct avec le siège de la maladie, plus remarquble encore per sa persistance que par son intensité ; sans doute l'aphasie ne survient le plus souvent qu'à une période déjà avancée de la maladie, mais dans certains cas la thrombose s'organise silencieusement, sans troubles notables jusqu'à l'oblitération complète de l'artère, et alors les accidents éclatent aussi brusquement que dans le ramollissement par embolie.

Alors le diagnostic est très difficile.— Il importe en effet de savoir si les artères de l'encéphale sont athéromateuses ; souvent les artères radiales le sont aussi ; on est alors en droit de penser que l'altération a gagné de même la base du cerveau ; lorsqu'elles ne le sont pas il faudra avoir surtout égard à l'âge du malade. —Bichat a dit qu'au-dessus de 70 ans, 70 0/0 des sujets ont les artères athéromateuses ; il faudra tenir le plus grand compte des antécédents alcooliques ; il faudra surtout ne pas oublier que l'athérome se produit prématurément chez les sujets qui ont une des diathèses rhumatismale, goutteuse ou syphilitique ; un rhumatisant a donc à redouter, d'une part, des embolies cérébrales parce qu'il est très souvent atteint d'une affection du cœur, et de l'autre, les thromboses cérébrales à cause des altérations qui gagnent les artères ; c'est ce qui rend le diagnostic si difficile.

En considérant les caractères que revêt l'aphasie de

cause cardiaque dans les observations que nous avons recueillies, nous avons été frappés d'un fait : tous nos malades ont conservé leur intelligence nette ; s'ils ne peuvent répondre aux questions, du moins ils font effort pour se faire comprendre et leur physionomie exprime inconsciemment tout le regret qu'ils éprouvent de ne pouvoir répondre ; de plus ils articulent les mots avec plus ou moins de peine, quoique la langue soit très mobile ; enfin l'état aphasique s'améliore beaucoup chez quelques-uns et la récupération partielle de la faculté du langage accompagne le retour quelquefois complet de la motilité; l'état d'une malade aphasique par suite d'une trombose cérébrale qui a été, il y a deux ans, le sujet de notre observation dans la service de notre excellent maître M. le professeur Brouardel, ne rappelait aucun de ces caractères ; les idées étaient incohérentes, elle pleurait et riait sans motifs ; il était impossible de tenir une conversation avec elle, elle répétait toujours le dernier des mots que nous venions de prononcer et le prononçait très distinctement avec un rire très malin ; tout le temps qu'elle resta dans le service, nous n'observâmes aucune amélioration de l'aphasie et de l'hémiplégie droite.

La malade qui avait 75 ans, fut transférée dans un hospice. — On était évidemment ici en présence d'une aphasie bien différente de celle qui fait l'objet de ce travail.

La syphilis, comme il est dit précédemment, peut déterminer des altérations prématurées des parois vasculaires, et une thrombose à marche assez rapide pour simuler une embolie, peut résulter elle-même de cette altération ; s'il se forme des dépôts syphiliti-

dans l'épaisseur du myocarde, ces dépôts peuvent ulcérer les parties voisines, s'épancher dans l'endocarde et donner lieu à une hémiplégie droite comme dans le cas d'Oppolzer ; toutefois les phénomènes d'embolie se sont toujours accompagnés dans des cas semblables de phénomènes d'infection générale, et la mort est survenue à bref délai. Les malades chez qui de tels accidents ont apparu avaient présenté seulement de l'oppression, de la dyspnée et une irrégularité très grande des battements du cœur (Lancereaux, Archives de médecine, 1872).

Il est très important de distinguer l'aphasie d'origine cardiaque de l'aphasie d'origine hystérique ; le pronostic est en effet bien différent suivant le cas que l'on considère.

Il faut consulter avec un soin extrême les antécédents de la malade, rechercher les autres manifestations de la névrose ; des attaques antérieures, la sensation de la boule hystérique, l'hypéresthésie ovarienne, l'hémianesthésie portant principalement sur le côté gauche devront être particulièrement notées.

Que l'épilepsie soit simple ou qu'elle soit symptomatique il n'est pas rare de voir l'aphasie succéder aux accès et durer plus ou moins longtemps et si ces accès n'ont lieu que la nuit, il peut être difficile de reconnaître la cause du mal ; il faut donc rechercher avec soin les traits caractéristiques de la névrose, interroger les antécédents personnels et héréditaires du malade, ne pas oublier surtout que la syphilis réclame la plus large part de l'épilepsie symptomatique (Fournier) ; dans les cas douteux l'institution d'un traitement spécifique pourra éclairer singulièrement le diagnostic.

Il est une autre cause d'erreur qu'il faut écarter avant de reporter toute son attention sur la région précordiale ; il se peut que la 1re manifestation de l'existence d'une tumeur cérébrale soit l'apparition brusque de l'aphasie, que celle-ci soit ou non du reste accompagnée d'hémiplégie ; dans ce cas il est impossible assurément de se rendre un compte exact des phénomènes observés ; le plus souvent il est vrai l'aphasie est précédée de troubles divers de la motilité et de la sensibilité : de la céphalalgie souvent localisée à exacerbations nocturnes, des vomissements survenant fréquemment le matin à jeun, sans nausées, au saut du lit, des vertiges fréquents font penser à l'existence d'une tumeur cérébrale.

L'hémiplégie au lieu de survenir brusquement comme dans les cas d'embolie a été habituellement précédée de fourmillements dans le pied ou dans la main, d'un sentiment de faiblesse. — Cette hémiplégie, dit M. Fournier, est moins pure, moins méthodiquement circonscrite, moins systématique que les hémiplégies vulgaires, et l'on peut voir en effet sur un membre certains groupes musculaires offrir un degré de paralysie plus prononcé que celui des groupes voisins ; l'aphasie elle-même au lieu d'être permanente ou du moins de s'atténuer avec lenteur, peut affecter une marche intermittente et paroxytisque ; il devient évident que, s'il survient des paralysies crâniennes localisées, le diagnostic de tumeur cérébrale s'impose avec plus de rigueur.

3° Par exclusion nous sommes arrivés à reconnaître que l'aphasie se rapporte à une embolie de l'artère sylvienne, mais quel est le point de départ du caillot migrateur ? vient-il de la carotide ou de l'aorte, du cœur ou du poumon ?

Presque toujours il vient du cœur ; cependant on examinera si la carotide ou la crosse de l'aorte ne sont pas le siège de tumeurs anévrysmales ou de plaques altéromateuses ; les caillots des poches anévrysmatiques et les plaques d'athérome peuvent donner naissance à des embolies ; on consultera l'état du pouls ; on verra si le tracé sphygmographique ne présente pas le plateau de l'athérome. Peut-on admettre comme le prétend Cohn que, lorsque l'obstruction occupe l'artère sylvienne droite, l'embolus ne vient jamais du cœur mais bien du tronc brachio-céphalique ou de la carotide droite ; cette assertion, dit M. Jaccoud, est trop absolue, car dans le tableau de Meynert je trouve huit faits d'embolie droite dans lesquels le cœur est seul mis en cause. Très rarement aussi les caillots migrateurs viennent des poumons. Cependant le fait est possible, on connaît les trois faits de Virchow, Lancereaux et Vidal ; M. Vulpian fait remarquer, (journal l'École de médecine, 1875), que les concrétions des veines pulmonaires sont presque toujours consécutives à l'oblitération des vaisseaux capillaires des poumons et des branches de l'artère pulmonaire. La compression d'un poumon par un épanchement considérable suffit même pour produire ces coagulations. (Voyez thèse de Vautrin 1872). Ainsi pour éviter toute erreur, nous devrons examiner avec le plus grand soin l'état des poumons. On a même vu, Grasset a soin de le rappeler, des caillots partis d'une veine, de la veine fémorale par exemple, aller produire une embolie cérébrale, après avoir traversé les capillaires pulmonaires ; mais tous ces faits sont exceptionnels.

Les embolies ayant presque toujours leur point de départ dans le cœur, cet organe doit être examiné avec attention et à plusieurs reprises. On sait quels sont les caractères qui font reconnaître telle ou telle lésion. Après avoir fait le diagnostic différentiel, si une lésion du cœur est reconnue, il est évident qu'on doit lui rapporter les phénomènes emboliques. Si l'examen de la région précordiale ne fait rien percevoir, il faudra le reprendre les jours suivants; souvent on est plus heureux dans de nouvelles recherches, la pratique journalière est là pour nous l'apprendre. Rappelons ces cas si intéressants dont parle M. Duroziez : un rétrécissement mitral pur peut rester latent indéfiniment, le malade n'a jamais d'œdème des malléoles, il ne se plaint jamais de palpitations, on ne songe pas dans de telles conditions à examiner le cœur, et souvent sous l'influence de ce rétrécissement mitral qui est passé inaperçu, une embolie cérébrale survient. L'embolie elle-même a mis plusieurs fois M. Duroziez sur les traces d'une affection du cœur, restée jusqu'alors inaperçue (Archives de médecine, 77).

Lorsque la recherche attentive d'une affection du cœur n'a donné aucun résultat, des réserves s'imposent encore; l'endocardite peut être latente; il faut encore tenir compte de cette tendance à la coagulation que présente le liquide sanguin dans certains états diathésiques et inflammatoires dont nous avons parlé à l'article pathogénie.

Françoise M... (Observation XXXIV) est âgée de 22 ans ; elle était depuis un mois à l'Hôtel-Dieu, service de

M. Sée, pour un torticolis rhumatismal, lorsque subitement elle perdit la parole et se trouva paralysée du côté droit; cette femme n'a jamais eu antérieurement de douleurs rhumatismales: les battements du cœur sont très bien frappés. Nous sommes très perplexes en présence de ce problème clinique; la malade a-t-elle eu une hémorrhagie cérébrale ou une embolie à la suite de coagulations intra-cardiaques? ou une thrombose des artères de l'encéphale altérées par l'affection diathésique; mais le torticolis rhumatismal n'existait que depuis un mois lorsque l'attaque survint; la malade nie absolument avoir eu la syphilis, elle est fort jeune, les artères radiales ne sont pas indurées, tout nous fait repousser l'athérome.

Il est survenu à la suite de l'attaque une vaste eschare fessière qui a mis ses jours gravement en danger pendant près de cinq mois; ce fait sans aucun doute est plutôt en faveur d'une hémorrhagie que d'un ramollissement cérébral, mais notons que la malade est fort jeune (22 ans); notons également la concomitance de l'aphasie et de l'hémiplégie droite; ces données ne permettent pas facilement d'admettre une hémorrhagie; nous pensons, que sous l'influence du rhumatisme, des coagulations se sont formées dans le cœur et ont donné naissance à une embolie.

PRONOSTIC

Le pronostic de l'aphasie d'origine cardiaque est sérieux ; nous n'avons pas trouvé un seul cas dans lequel la parole soit revenue complètement ; dans tous les faits qui nous sont personnels, nous voyons le mouvement revenir dans la jambe surtout, puis dans le bras ; puis à son tour l'état aphasique s'améliore, mais toujours il reste de la difficulté dans la prononciation des mots. B... (observation XXX) qui a été frappé d'hémiplégie droite et d'aphasie vers le 4 mai, désigne bien tous les objets, mais il prononce souvent les mots d'une manière peu intelligible. L... (observation XXXV) qui a perdu la parole le jour de Pâques 1880, hésite encore pour certaines lettres ; ce sont les deux cas de guérison les plus complets que nous puissions présenter.

Dans les autres, l'aphasie persiste presque aussi complète que les premiers jours, mais l'intelligence est nette, la motilité des membres est partiellement revenue et peut revenir complètement.

Les malades ont à redouter l'aggravation des phénomènes existants, par la production dans les cavités cardiaques de nouveaux caillots migrateurs ; cette considération assombrit singulièrement le pronostic ; si des embolies nouvelles ne surviennent pas, une amélioration plus ou moins marquée dans l'état du malade est à espérer.

« A la Salpêtrière, on voit des malades qui sont hémiplégiques et aphasiques depuis leur jeunesse ; chez qui l'hémiplégie et l'aphasie, bien loin de s'aggraver, sont restées stationnaires ou se sont améliorées.

On rapporte généralement des faits semblables à des ramollissements de nature embolique. (Hallopeau, Communication orale.) »

TRAITEMENT

Le traitement comprend deux indications, il est préventif et il est curatif.

Le traitement préventif consiste à traiter l'affection du cœur qui peut déterminer une embolie; nous ne pouvons pas insister sur ce point. Lorsque la tendance à la coagulation spontanée du sang est très accusée, il serait rationnel, dit M. Schutzenberger, d'employer des agents thérapeutiques capables d'exercer sur le sang une influence fluidifiante; il cite comme telles les préparations alcalines, le bicarbonate de soude, le nitrate de potasse, les mercuriaux; « Je remarquai (dit-il) qu'après l'emploi du bicarbonate de soude, le sang contenu dans les vaisseaux et dans le cœur était diffluent, et ne présentait pas de trace de la coagulation cadavérique ordinaire. »

La digitale, dans les maladies du cœur, exerce sur l'activité de cet organe, une influence régulatrice; elle augmente l'énergie des contractions et elle prévient la formation des caillots; mais il faut en faire un usage rationnel; ordonné à des doses hyposthénisantes, le médicament deviendrait plus dangereux qu'utile.

Le traitement curatif peut être très efficace; il faut apprendre aux malades à se servir de la main gauche pour écrire; on leur fera faire des efforts pour prononcer les mots qu'ils ont de la peine à articuler; on les exercera à la lecture, au calcul ; on cultivera leur mémoire : c'est, en un mot, une éducation à refaire.

Il ne faut pas s'empresser de combattre l'hémiplégie; l'application hâtive des réophores sur les membres atteints peut irriter les filets nerveux, et l'irritation se transmettant à la moelle et au cerveau peut exercer sur ces organes, déja si éprouvés, une influence funeste; il faut attendre six mois, un an, que le calme revienue; et alors si l'hémiplégie ne disparaît point d'elle-même, on aura recours à l'électrisation; il faudra s'adresser tout particulièrement aux muscles antagonistes dans le but de prévenir la contracture des muscles paralysés; de fréquentes séances de massage seront également ordonnées.

A l'intérieur, on se trouvera bien de l'emploi du phosphore (huile phosphorée, phosphure de zinc) et du sulfate de strychine.

PARIS. — IMP. V. GOUPY ET JOURDAN, RUE DE RENNES, 71.

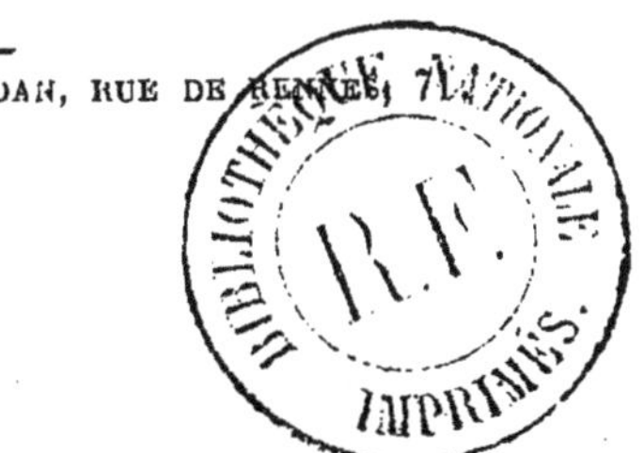

www.ingramcontent.com/pod-product-compliance
Ingram Content Group UK Ltd.
Pitfield, Milton Keynes, MK11 3LW, UK
UKHW021543260726
13993UKWH00002B/595

9 782329 116822